Blitzschnell und zielgenau: Das ultimative Lasertag-Handbuch

Mike K. Miller

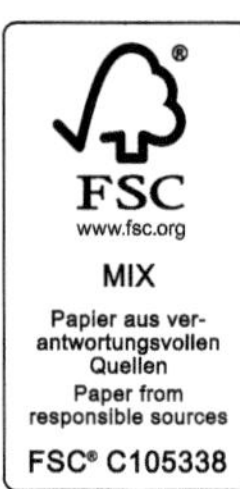

Bibliografische Information der Deutschen Nationalbibliothek:
Die Deutsche Nationalbibliothek verzeichnet diese Publikation
in der Deutschen Nationalbibliografie; detaillierte
bibliografische Daten sind im Internet über dnb.dnb.de
abrufbar.

Herstellung und Verlag: BoD – Books on Demand, Norderstedt

ISBN 9 783757 891503

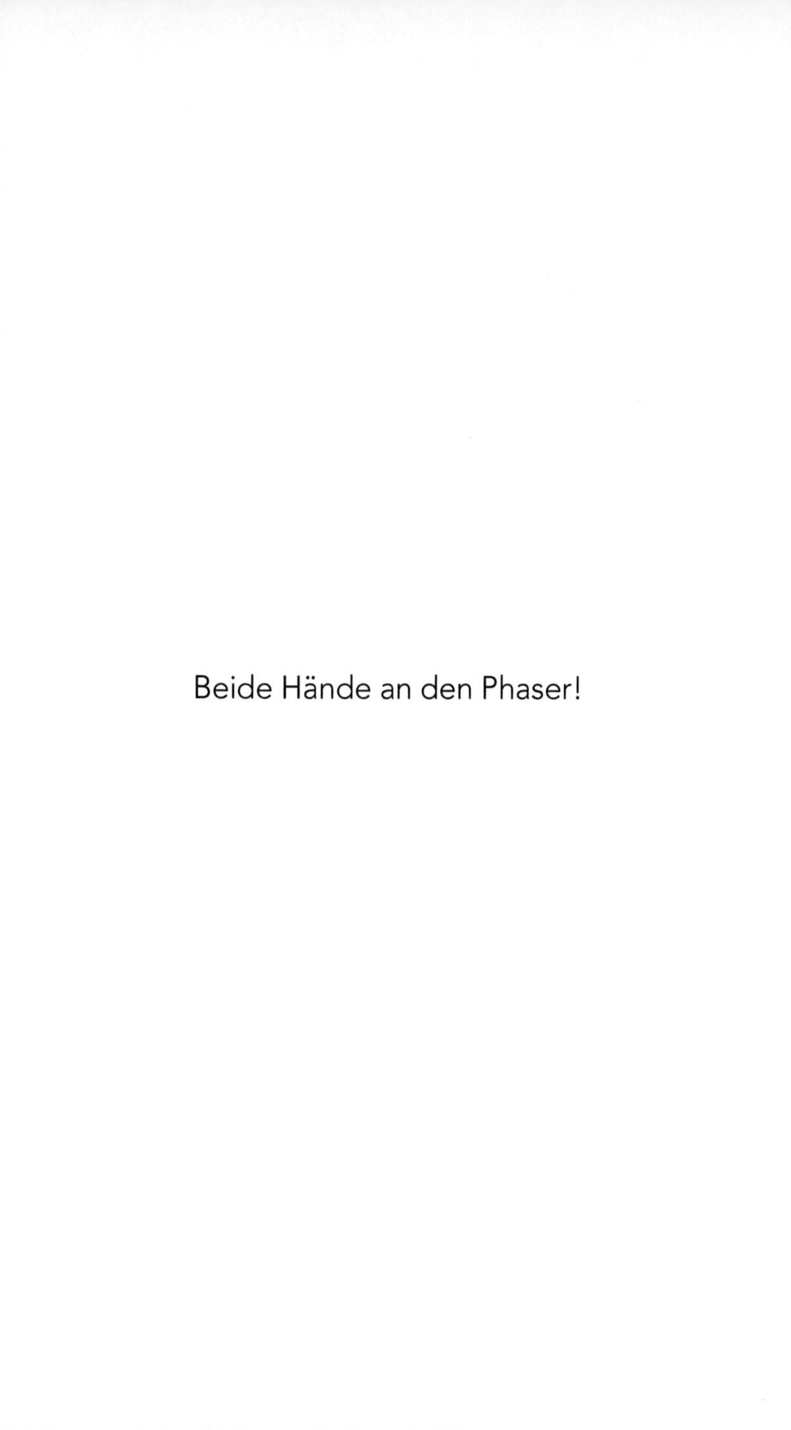

Beide Hände an den Phaser!

Leserstimmen – Über dieses Buch

"Ein absoluter Gamechanger! Die detaillierten Erklärungen und Strategien haben mein Verständnis von Lasertag enorm erweitert. Danke für dieses großartige Buch!"- Max

"Ich spiele schon seit Jahren Lasertag, aber dieses Buch hat mir gezeigt, dass es immer noch so viel mehr zu lernen gibt. Ein Muss für jeden Spieler!"- Sophie

"Die Leidenschaft des Autors für Lasertag ist auf jeder Seite spürbar. Ich habe das Buch in einem Rutsch durchgelesen und bin total begeistert."- Felix

"Selten habe ich ein so gut geschriebenes und informatives Buch über einen Sport gelesen. Die Tipps und Tricks sind direkt anwendbar und haben mein Spiel verbessert."- Lisa

"Das Buch hat mich nicht nur als Spieler weitergebracht, sondern auch als Person inspiriert. Die Geschichten über Freundschaften und Teamarbeit sind einfach großartig."- Tom

"Ich war skeptisch, ob ein Buch über Lasertag wirklich interessant sein könnte, aber dieses hier hat mich völlig überzeugt. Absolut lesenswert!"- Emily

"Die Mischung aus praktischen Ratschlägen und spannenden Anekdoten macht dieses Buch zu einem echten Highlight. Es hat mich von der ersten bis zur letzten Seite gefesselt. "- Leon

"Dieses Buch hat mein Spiel revolutioniert! Die Tipps zur Ausrüstung und Strategie sind goldwert. Ich kann es jedem Lasertag-Fan nur wärmstens empfehlen. "- Clara

"Ich habe viele Bücher über Sport gelesen, aber keines war so inspirierend und hilfreich wie dieses. Ein echter Schatz für die Lasertag-Community!"- Julian

"Das Buch ist eine wahre Fundgrube an Wissen und Inspiration. Die Liebe zum Detail und die Leidenschaft des Autors machen es zu einem unverzichtbaren Begleiter für jeden Lasertag-Spieler. "- Marie

"Das Buch hat meine Sicht auf Lasertag völlig verändert! Es ist voller nützlicher Tipps und faszinierender Geschichten. Absolut empfehlenswert für jeden Fan. "- Michael

"Endlich ein umfassender Leitfaden, der sowohl Anfänger als auch erfahrene Spieler anspricht. Ich konnte meine Techniken dank der detaillierten Anleitungen erheblich verbessern. "- Laura

"Dieses Buch hat mir geholfen, mein Spiel auf das nächste Level zu heben. Die Tipps zur Strategie und Teamarbeit sind unbezahlbar. Ein absolutes Muss für jeden, der ernsthaft Lasertag spielt. "- Kevin

"Fantastisch geschrieben und vollgepackt mit nützlichen Informationen. Ich kann es kaum erwarten, das nächste Turnier mit meinem neuen Wissen zu rocken!"- Anna

"Die Geschichten über die Begegnungen und Freundschaften im Lasertag sind einfach inspirierend. Dieses Buch ist viel mehr als nur ein Ratgeber – es ist eine Hommage an den Sport. "- Julia

Inhaltsverzeichnis

Vorwort

Lasertag – ein Spiel, das Sie in eine Welt voller Abenteuer, Strategie und sportlicher Herausforderung entführt. Doch obwohl Lasertag immer mehr Menschen begeistert, gibt es auch viele Vorurteile und Missverständnisse rund um dieses faszinierende Spiel. Dieses Buch möchte Ihnen helfen, diese Vorurteile abzubauen und die vielfältigen Facetten von Lasertag zu entdecken.

Lasertag ist viel mehr als nur ein „Ballerspiel". Es ist ein Sport, der Teamgeist fördert, taktisches Denken schult und dabei jede Menge Spaß bereitet. In einer Zeit, in der Bildschirmarbeit und sitzende Tätigkeiten unseren Alltag dominieren, bietet Lasertag eine willkommene Abwechslung. Es fordert uns körperlich und geistig heraus und stärkt gleichzeitig soziale Fähigkeiten wie Zusammenarbeit und Kommunikation.

In den folgenden Kapiteln werden Sie Schritt für Schritt in die Welt des Lasertags eingeführt. Sie erfahren alles über die Geschichte und Entwicklung dieses Sports, die technischen Grundlagen und die verschiedenen Spielvarianten. Sie lernen, welche Ausrüstung Sie benötigen und wie Sie Ihre Fertigkeiten kontinuierlich verbessern können. Egal ob Sie ein Anfänger sind, der neugierig auf seinen ersten

Lasertag-Einsatz ist, oder ein erfahrener Spieler, der seine Strategien verfeinern möchte – dieses Buch hält wertvolle Tipps und Informationen für Sie bereit.

Ein besonderer Vorteil dieses Buches ist seine Flexibilität. Sie müssen es nicht von der ersten bis zur letzten Seite durchlesen, um davon zu profitieren. Jedes Kapitel steht für sich und bietet spezifische Einblicke und Ratschläge. So können Sie sich gezielt die Kapitel herauspicken, die für Ihre aktuellen Interessen und Fragen am relevantesten sind. Vielleicht interessieren Sie sich besonders für die besten Taktiken in der Arena, die neuesten technischen Entwicklungen oder die gesundheitlichen Vorteile des Spiels – in diesem Buch finden Sie die passenden Antworten.

Lasertag ist ein Spiel, das Vorurteile überwindet und neue Horizonte eröffnet. Es bringt Menschen unterschiedlichen Alters und Hintergrunds zusammen und schafft unvergessliche gemeinsame Erlebnisse. Lassen Sie sich von der Begeisterung für Lasertag anstecken und entdecken Sie eine Welt voller Spannung, Herausforderung und Teamgeist.

Machen Sie sich bereit, Ihre Komfortzone zu verlassen und sich auf ein Abenteuer einzulassen, das Ihre Sinne schärfen und Ihr Herz schneller schlagen lassen wird. Lasertag bietet Ihnen die Möglichkeit, in

eine dynamische, pulsierende Welt einzutauchen, die
darauf wartet, von Ihnen erobert zu werden.
Viel Spaß beim Lesen und vor allem beim Spielen!

Ein Gruß des Autors

*Liebe Lasertag-Fans
(und alle, die es bald noch werden),*

ich freue mich sehr, dass Sie mein Buch gefunden haben! Das ist sicher kein Zufall, sondern ein Zeichen.

Lasertag ist nicht nur ein Spiel, sondern eine Leidenschaft, die uns alle (bald) verbindet. Es ist ein Sport, der uns fordert, uns zusammenschweißt und uns immer wieder aufs Neue begeistert. Ob Sie gerade erst anfangen oder schon seit Jahren dabei sind, die Welt des Lasertags hat immer wieder neue Herausforderungen und Abenteuer zu bieten.

Lassen Sie sich von Ihrer Neugier und Ihrem Ehrgeiz leiten. Jede Runde, jedes Spiel bietet die Möglichkeit, etwas Neues zu lernen und sich weiterzuentwickeln. Es ist nicht nur wichtig, die technischen Fertigkeiten zu beherrschen, sondern auch im Team zu agieren und strategisch zu denken. Nutzen Sie jede Gelegenheit, um Ihre Fähigkeiten zu verbessern und neue Taktiken auszuprobieren.

Denken Sie daran, dass der Weg zum Erfolg nicht immer gerade ist. Es gibt Höhen und Tiefen, Siege und Niederlagen. Aber genau diese Erfahrungen machen uns stärker und besser. Bleiben Sie dran, geben Sie nicht auf und vor allem – haben Sie Spaß! Lasertag ist eine großartige Möglichkeit, Freundschaften zu stärken, neue Leute kennenzulernen und unvergessliche Momente zu erleben.

Ich hoffe, dass Ihnen dieses Buch auf Ihrem Weg weiterhilft und Sie motiviert, noch tiefer in die Welt des Lasertags einzutauchen. Setzen Sie sich Ziele, bleiben Sie neugierig und lassen Sie sich von Ihrer Begeisterung tragen.

Ich bin überzeugt, dass jeder von Ihnen das Potenzial hat, ein echter Könner zu werden.

Viel Erfolg und vor allem viel Spaß beim Spielen!

Ihr Mike K. Miller

Einführung – Was ist Lasertag?

Lasertag ist ein spannendes Spiel, bei dem die Teilnehmer mit speziellen Infrarot-Signalgebern ausgestatteten „Waffen" aufeinander zielen und „schießen". Die Spieler tragen dazu in der Regel eine Weste, die mit Sensoren ausgestattet ist, welche die Treffer registrieren. Das Ziel des Spiels ist es, andere Spieler zu „markieren" und dabei Punkte zu sammeln, ohne selbst getroffen zu werden.

Das Spiel kann in unterschiedlichen Umgebungen stattfinden, von speziell gestalteten Arenen bis hin zu Outdoor-Feldern. Lasertag wird oft in Teams gespielt, wobei Teamarbeit und Strategie eine wichtige Rolle spielen. Es bietet eine sichere und familienfreundliche Alternative zu anderen Schießspielen, da es keine tatsächlichen Projektile verwendet und somit keine Verletzungsgefahr besteht.

Lasertag ist nicht nur ein beliebter Freizeitsport, sondern wird auch für Teambuilding-Events und Geburtstagsfeiern genutzt. Es fördert körperliche Aktivität, schnelles Denken und Teamarbeit.

Geschichte – Wie alles begann...

Die Geschichte des Lasertags ist eine faszinierende Reise durch Technologie, Unterhaltung und den menschlichen Drang nach spielerischer Konkurrenz. Alles begann in den 1970er Jahren, als die Science-Fiction-Kultur in vollem Gange war und Filme wie „Star Wars" die Fantasie der Menschen beflügelten. Inspiriert von den futuristischen Laserwaffen in diesen Filmen, träumten viele von einer Möglichkeit, diese spannende Technologie in die Realität umzusetzen.

Die Geburtsstunde des Lasertags schlug 1979, als George Carter III, ein amerikanischer Ingenieur und Unternehmer, das Konzept für ein interaktives Spiel entwickelte, bei dem Spieler mit Infrarotstrahlen aufeinander schossen. Sein Ziel war es, ein Spiel zu schaffen, das Spannung und Strategie vereint und gleichzeitig körperliche Bewegung und Teamarbeit fördert. Drei Jahre später, im Jahr 1982, eröffnete er in Dallas, Texas, die erste Lasertag-Arena unter dem Namen „Photon".

Photon war ein sofortiger Erfolg und zog eine Vielzahl von Spielern an, die das neuartige Erlebnis liebten. Das Spiel war simpel und doch packend: Die Spieler wurden in zwei Teams aufgeteilt, trugen Sensorwesten und kämpften mit Laserpistolen gegeneinander, um Punkte zu sammeln. Die Technologie ermöglichte es, Treffer präzise zu registrieren, was das Spiel fair und spannend machte.

In den folgenden Jahren verbreitete sich das Konzept von Lasertag weltweit. In den 1980er und 1990er Jahren eröffneten zahlreiche Lasertag-Arenen in Nordamerika, Europa und Asien. Das Spiel entwickelte sich weiter, sowohl in technischer als auch in konzeptioneller Hinsicht. Neue Spielmodi, verbesserte Ausrüstung und komplexere Arenen sorgten dafür, dass Lasertag immer wieder neue Anhänger fand und bestehende Spieler begeistert hielt.

Ein bedeutender Meilenstein in der Geschichte des Lasertags war die Einführung der Heimversionen des Spiels. Unternehmen wie Worlds of Wonder brachten tragbare Lasertag-Sets auf den Markt, die es Familien und Freunden ermöglichten, das Spiel in ihren eigenen vier Wänden oder im Freien zu spielen. Dies trug erheblich zur Popularisierung des Spiels bei und machte es einer breiteren Öffentlichkeit zugänglich.

Heute ist Lasertag ein weltweit anerkanntes Freizeitvergnügen, das Menschen jeden Alters begeistert. Moderne Lasertag-Arenen bieten eine Vielzahl von Spielvarianten und Themen, die von futuristischen Weltraumschlachten bis hin zu postapokalyptischen Szenarien reichen. Die Technologie hat sich weiterentwickelt, mit hochpräzisen Sensoren, realistischen Soundeffekten und interaktiven Spielumgebungen, die das Erlebnis noch immersiver machen.

Lasertag ist nicht nur ein Spiel, sondern auch ein Sport, der Teamarbeit, Strategie und körperliche Fitness fördert. Es bringt Menschen zusammen, schafft unvergessliche Erlebnisse und hat sich als fester Bestandteil der modernen Unterhaltungskultur etabliert. Die Reise des Lasertags von einer Science-Fiction-Idee zu einem globalen Phänomen zeigt, wie Kreativität und Innovation Freizeitaktivitäten revolutionieren können.

Ausrüstung – Was braucht man, um Lasertag spielen zu können?

Beim Lasertag benötigen die Spieler eine spezielle Ausrüstung, die für ein sicheres und interaktives Erlebnis sorgt. Die zentrale Komponente ist die Lasertag-Waffe, die einen harmlosen Infrarotstrahl aussendet, um Gegner zu "markieren". Diese Waffen sind in der Regel leicht und benutzerfreundlich gestaltet, wobei ihr Aussehen von realistischen Nachbildungen bis zu futuristischen Designs variieren kann.

Zur Ausrüstung gehört auch eine Sensorweste oder ein Sensoranzug, der die Infrarotstrahlen der Gegner registriert. Diese Westen zeigen Treffer durch Leuchtsignale oder Vibrationen an und können oft auch die verbleibende "Lebensenergie" des Spielers sowie die Trefferanzahl anzeigen. In einigen Spielszenarien müssen die Spieler ihre Waffen an speziellen Ladestationen "nachladen", was eine zusätzliche taktische Herausforderung darstellt.

Die Spielumgebung selbst, also die Arena, ist oft mit verschiedenen Hindernissen und Deckungen ausgestattet und kann mit Licht- und Nebeleffekten für eine atmosphärische Gestaltung sorgen. Außerdem nutzen viele Arenen elektronische Anzeigetafeln und spezielle Software, um die

Punktestände, den Spielstatus und Teamstatistiken in Echtzeit darzustellen.

Obwohl Lasertag als sehr sicher gilt, ziehen es manche Spieler vor, zusätzliche Schutzausrüstung wie gepolsterte Kleidung oder Schutzbrillen zu tragen, insbesondere bei sehr intensiven Spielen. Diese Ausrüstungskombination ermöglicht ein dynamisches und immersives Spielerlebnis, das körperliche Aktivität mit technischem Know-how und strategischem Denken verbindet.

Dresscode – Welche Kleidung ist geeignet?

Für das Spielen von Lasertag ist bequeme und funktionelle Kleidung von großer Bedeutung. Da man sich viel bewegt, sollte die Kleidung leicht und atmungsaktiv sein, um Überhitzung zu vermeiden und eine gute Bewegungsfreiheit zu gewährleisten. Am besten eignen sich sportliche Outfits, wie T-Shirts und leichte Hosen oder Shorts. Auch sportliche Schuhe, wie Turnschuhe oder Laufschuhe, sind empfehlenswert, da sie guten Halt bieten und die Füße schützen.

Es ist ratsam, dunkle oder gedeckte Farben zu tragen, um weniger auffällig im abgedunkelten Spielfeld zu sein und sich besser verstecken zu können. Weite oder lose Kleidung sollte vermieden werden, da sie sich leicht in Hindernissen verfangen kann. Da man oft in Deckung geht und sich duckt, sind lange Hosen vorteilhaft, um die Knie vor Abschürfungen zu schützen.

Accessoires wie Schals, Hüte oder große Schmuckstücke sind eher unpraktisch, da sie stören können und leicht verloren gehen. Falls die Arena spezielle Westen oder Ausrüstungen zur Verfügung stellt, sollte man darauf achten, dass diese gut sitzen und bequem sind.

Körperliche Voraussetzungen – Wie sportlich sollte man sein?

Lasertag ist ein Spiel, das für Menschen aller Altersgruppen und Fitnessniveaus zugänglich ist, da es keine speziellen körperlichen Voraussetzungen erfordert. Dennoch kann eine gute körperliche Grundkondition das Spielerlebnis verbessern. Spieler sollten über eine grundlegende Beweglichkeit verfügen, um sich effektiv in der Arena bewegen, ducken und bücken zu können. Ausdauer ist ebenfalls von Vorteil, da Lasertag-Sessions durchaus anstrengend sein können und eine gute Ausdauer hilft, über längere Zeit aktiv zu bleiben.

Schnelle Reaktionsfähigkeit und gute Hand-Augen-Koordination sind ebenfalls nützlich, um schnell auf das Spielgeschehen reagieren und die Lasertag-Waffe präzise bedienen zu können. Diese Fähigkeiten erhöhen die Chancen, erfolgreich zu "schießen" und gleichzeitig Treffer zu vermeiden. Auch wenn physische Fähigkeiten eine Rolle spielen, ist die Teamfähigkeit mindestens genauso wichtig, besonders im Teammodus. Effektive Kommunikation und strategische Koordination mit den Teamkollegen können entscheidend für den Erfolg im Spiel sein.

Insgesamt ist Lasertag so gestaltet, dass es von Personen mit unterschiedlichsten körperlichen

Voraussetzungen gespielt werden kann. Viele Arenen und Spielmodi sind anpassbar, um allen Teilnehmern, einschließlich Kindern und Personen mit eingeschränkter Mobilität, eine sichere und vergnügliche Erfahrung zu bieten.

Persönliche Voraussetzungen - Haben Sie das Zeug zum Spieler?

Lasertag ist ein Spiel, das sich durch seine breite Zugänglichkeit und den hohen Unterhaltungswert auszeichnet, aber es gibt bestimmte Eigenschaften, die jemanden zum idealen Spieler machen. Die perfekten Spieler für Lasertag zeichnen sich durch eine Kombination aus Begeisterungsfähigkeit, taktischem Geschick und Teamfähigkeit aus.

Zunächst sind Personen, die eine aktive und dynamische Form der Unterhaltung genießen, oft ideale Lasertag-Spieler. Sie bringen eine natürliche Energie und Begeisterung mit, die das Spiel lebendig und spannend macht. Diese Spieler schätzen das körperlich aktive Element des Spiels und nutzen die Bewegung als Teil des Spaßes.

Taktisches Geschick ist ebenfalls ein wichtiges Merkmal für den idealen Lasertag-Spieler. Das Spiel fordert von den Teilnehmern, strategisch zu denken und Pläne schnell zu entwickeln und umzusetzen. Personen, die Freude daran haben, Strategien zu entwickeln und Gegner mit cleveren Manövern zu überlisten, finden oft besonders großen Gefallen an Lasertag.

Teamfähigkeit ist ein weiterer entscheidender Aspekt. Lasertag wird häufig in Teams gespielt, was bedeutet, dass Kommunikation und Kooperation entscheidend für den Erfolg sind. Spieler, die gut im Team arbeiten können, die bereit sind, anderen zu helfen und gemeinsam Strategien zu entwickeln, tragen wesentlich zum Gesamterlebnis bei.

Darüber hinaus sind auch Flexibilität und Anpassungsfähigkeit wichtig. Ideale Spieler sind diejenigen, die sich schnell auf neue Spielszenarien einstellen und ihre Taktiken anpassen können, um auf das Verhalten ihrer Gegner und die Dynamik des Spiels zu reagieren.

Schließlich sind Personen mit einem ausgeprägten sportlichen Ehrgeiz und einer kompetitiven Natur oft hervorragende Lasertag-Spieler. Sie genießen den Wettbewerb und streben danach, sich selbst zu verbessern und ihre Fähigkeiten in jedem Spiel zu schärfen.

Insgesamt sind die perfekten Lasertag-Spieler also solche, die eine Mischung aus Enthusiasmus, taktischem Verständnis, Teamgeist, Flexibilität und Wettbewerbsfähigkeit mitbringen. Diese Eigenschaften helfen nicht nur dabei, das Spiel zu genießen, sondern auch darin, erfolgreich zu sein und gleichzeitig zur positiven Atmosphäre beizutragen.

Technische Voraussetzungen – Welche Systeme gibt es?

Lasertag ist ein technologieintensives Spiel, das eine Kombination aus Infrarot-Sensorik, spezialisierter Software und robuster Hardware erfordert, um ein reibungsloses und ansprechendes Spielerlebnis zu gewährleisten. Die Hauptkomponente jeder Lasertag-Ausrüstung ist das Lasergerät, das Infrarotstrahlen zur Markierung von Gegnern verwendet. Diese Geräte müssen präzise kalibriert sein, um eine genaue Treffererkennung sicherzustellen. Dazu tragen die Spieler sensorische Westen oder Anzüge, die die von den Lasergeräten ausgesendeten Strahlen erfassen und Treffer durch Vibration oder akustische Signale anzeigen.

Zentral für das Funktionieren des Spiels ist eine Steuerungseinheit, die die Daten aller Spieler verwaltet, Spielstände aktualisiert und die Kommunikation zwischen den Geräten koordiniert. Eine spezialisierte Software übernimmt die Organisation von Spielszenarien, die Erfassung von Statistiken und die Überwachung der Ausrüstung. Diese Software ermöglicht auch die Anzeige von Live-Scores und Teamstatistiken, was das Spiel für Zuschauer und Spieler gleichermaßen spannend macht.

Die Gestaltung der Spielarena ist ebenfalls von großer Bedeutung. Eine gut durchdachte Arena ist mit verschiedenen Hindernissen und Deckungen ausgestattet, die strategisches Spielen fördern. Zusätzliche Licht- und Soundeffekte können die Immersion und das Spielerlebnis weiter steigern.

Es gibt mehrere etablierte Lasertag-Systeme auf dem Markt, darunter Laserforce, Delta Strike, Zone Laser Tag, iCombat und Q-ZAR, die sich in technischen Spezifikationen, Benutzerfreundlichkeit und den angebotenen Spielfunktionen unterscheiden.

Das Laserforce-System gehört zu den etabliertesten und technologisch fortschrittlichsten Lasertag-Systemen auf dem Markt. Es wurde entwickelt, um ein umfassendes und immersives Spielerlebnis zu bieten und wird weltweit in vielen Lasertag-Arenen eingesetzt. Die Ausrüstung von Laserforce ist bekannt für ihre Robustheit und Zuverlässigkeit, was sie besonders beliebt bei Betreibern von Lasertag-Anlagen macht.

Ein zentrales Merkmal des Laserforce-Systems ist seine hochentwickelte Software, die es den Betreibern ermöglicht, eine Vielzahl von Spielmodi und Einstellungen anzupassen, um das Spielerlebnis zu personalisieren. Diese Flexibilität sorgt dafür, dass Laserforce sowohl für Gelegenheitsspieler als auch für erfahrene Lasertag-Enthusiasten attraktiv ist. Die

Software bietet auch umfangreiche Möglichkeiten zur Speicherung von Spielerfolgen, was es den Spielern ermöglicht, ihre Fortschritte und Leistungen über die Zeit zu verfolgen und zu vergleichen.

Die Ausrüstung selbst umfasst hochmoderne Lasertag-Phaser und sensorbestückte Westen, die auf Infrarot-Technologie basieren. Diese Komponenten sind so gestaltet, dass sie eine genaue Treffererkennung und eine ansprechende Feedback-Funktion bieten, um das Spielerlebnis realistischer und spannender zu gestalten. Laserforce-Geräte sind außerdem ergonomisch entworfen, was sie angenehm zu tragen und zu verwenden macht, selbst über längere Spielzeiten hinweg.

Laserforce ist ebenfalls führend in der Integration von Gamification-Elementen in ihr System. Spieler können Achievements freischalten, Ränge aufsteigen und ihre Statistiken über soziale Medien teilen, was eine zusätzliche Schicht der Interaktion und des Wettbewerbs schafft. Diese Elemente machen Laserforce nicht nur zu einem Spiel, sondern zu einer fortlaufenden Herausforderung und einem sozialen Erlebnis.

Systeme wie Laserforce bieten robuste Ausrüstung und fortschrittliche Softwareoptionen, die besonders in professionellen Lasertag-Arenen beliebt sind. Delta Strike und Zone Laser Tag richten sich an

Familien-Entertainment-Center und bieten benutzerfreundliche Lösungen, während iCombat sich auf realistische Taktikspiele spezialisiert hat, die ein älteres Publikum ansprechen.

Bei der Auswahl eines Systems für eine Lasertag-Arena sollten Betreiber die Zuverlässigkeit der Technologie und die Bedürfnisse ihrer Zielgruppe berücksichtigen, um sicherzustellen, dass das Spielerlebnis sowohl immersiv als auch technisch einwandfrei ist.

Nie langweilig - Welche Spielmodi gibt es?

Lasertag bietet eine Vielzahl von zusätzlichen Spielmodi, die das Spielerlebnis abwechslungsreich und spannend gestalten. Jeder Modus hat seine eigenen Regeln und Ziele, die das Spiel auf unterschiedliche Weise herausfordernd machen. Hier einige Beispiele:

Team Deathmatch ist einer der populärsten Spielmodi. In diesem Modus werden die Spieler in zwei oder mehr Teams eingeteilt. Das Ziel ist es, die Mitglieder des gegnerischen Teams zu "markieren". Der Modus endet entweder nach einer festgelegten Zeit oder wenn ein Team eine bestimmte Anzahl von Treffern erreicht hat. Dies fördert Teamarbeit und Strategie, da Koordination mit den Teammitgliedern für den Erfolg entscheidend ist.

Capture the Flag bringt eine zusätzliche taktische Komponente ins Spiel. Jedes Team hat eine Flagge oder ein ähnliches Objekt, das es zu schützen gilt, während es gleichzeitig versucht, die Flagge des Gegners zu erobern und in die eigene Basis zurückzubringen. Dieser Modus erfordert nicht nur Geschick im Markieren von Gegnern, sondern auch strategische Planung und schnelle Entscheidungsfindung.

Free-for-All ist ein Modus, bei dem es keine Teams gibt. Jeder Spieler kämpft für sich allein und versucht, so viele andere Spieler wie möglich zu markieren. Der Spieler mit den meisten Treffern am Ende der Spielzeit gewinnt. Dieser Modus ist besonders intensiv und testet die individuellen Fähigkeiten und Reaktionszeiten der Spieler.

King of the Hill fordert die Spieler heraus, einen spezifischen Bereich oder Punkt innerhalb der Arena für eine festgelegte Zeit zu kontrollieren. Die Kontrolle über diesen Bereich wird oft durch das Stehenbleiben an einem bestimmten Punkt und das Vermeiden von "Treffern" erreicht. Dieser Modus erfordert eine gute Verteidigung und die Fähigkeit, strategisch als Team zu agieren.

Domination ähnelt King of the Hill, beinhaltet jedoch mehrere Kontrollpunkte in der gesamten Arena. Teams müssen diese Punkte erobern und verteidigen, um Punkte zu sammeln. Der Sieg hängt davon ab, welches Team am Ende der Spielzeit die meisten Punkte kontrolliert. Dieser Modus ist besonders dynamisch, da sich die Aktionen ständig über die Arena verschieben.

Elimination ist ein intensiver Modus, bei dem es das Ziel ist, alle Mitglieder des gegnerischen Teams zu markieren. Einmal markiert, ist ein Spieler für den Rest des Spiels ausgeschieden. Der Schwerpunkt liegt auf Vorsicht und Präzision, da jeder Treffer weitreichende Konsequenzen hat. Dieser Modus fördert ein sehr strategisches Spiel, bei dem Teams sorgfältig planen müssen, wie sie ihre Spieler schützen und gleichzeitig die Gegner effektiv ausschalten.

Last Man Standing ähnelt dem Elimination-Modus, wird aber individuell gespielt. Jeder Spieler kämpft allein gegen alle anderen, und das Ziel ist es, als letzter Spieler übrig zu bleiben. Dieser Modus erfordert viel Geschick und schnelle Reflexe, da man ständig auf der Hut vor Angriffen von allen Seiten sein muss.

Vampire ist ein kreativer und dynamischer Modus, in dem ein Spieler als „Vampir" beginnt und versucht, andere Spieler zu „beißen", indem er sie markiert. Jeder markierte Spieler wird ebenfalls zu einem Vampir. Das Spiel endet, wenn alle Spieler zu Vampiren geworden sind oder die Zeit abläuft. Dieser Modus ist besonders unterhaltsam und fördert ein schnelles, aggressives Spielverhalten.

Zombies vs. Survivors ist eine Variation, die besonders bei jüngeren Spielern beliebt ist. In diesem Modus startet eine kleine Gruppe von Spielern als Zombies, die versuchen, die Überlebenden zu markieren und sie in Zombies zu verwandeln. Die Überlebenden müssen derweil versuchen, nicht markiert zu werden und bis zum Ende des Spiels zu überleben. Dieser Modus ist hochgradig interaktiv und erzeugt eine spannende Atmosphäre.

Base Defense fordert Teams heraus, ihre Basis vor Angriffen zu schützen, während sie gleichzeitig versuchen, die Basis des Gegners zu übernehmen. Punkte werden sowohl für das Verteidigen der eigenen Basis als auch für das erfolgreiche Markieren der gegnerischen Basis vergeben. Dieser Modus kombiniert Angriff und Verteidigung und erfordert eine ausgewogene Strategie.

Diese Spielmodi bieten eine breite Palette an Herausforderungen und machen Lasertag zu einem unterhaltsamen und interaktiven Erlebnis für Spieler aller Altersgruppen und Fähigkeitsstufen. Jeder Modus erfordert unterschiedliche Strategien und Herangehensweisen, wodurch das Spiel nie langweilig wird und die Spieler immer wieder neue Wege finden können, ihre Fähigkeiten unter Beweis zu stellen.

Lasertag-Arenen – Wo kann man spielen?

In Deutschland gibt es eine Vielzahl an hochwertigen Lasertag-Arenen, die ein spannendes und immersives Spielerlebnis bieten. Eine der herausragenden Arenen ist Paraplex in Zell am Main, die oft als eine der besten im Land betrachtet wird. Diese Arena zeichnet sich durch eine hervorragende Ausstattung, innovative Spielmodi und erstklassige Technologie aus, die sie von anderen Standorten abhebt.

Paraplex in Zell am Main bietet eine beeindruckende Spielfläche, die mit modernster Lasertag-Technologie ausgestattet ist und eine Vielzahl von Herausforderungen und Szenarien für Spieler aller Erfahrungsstufen bietet. Die Arena ist bekannt für ihre gut durchdachten Layouts und thematischen Designs, die das Eintauchen in das Spiel fördern und eine dynamische Umgebung schaffen, in der Strategie und Teamarbeit entscheidend sind.

Neben Paraplex gibt es auch andere bemerkenswerte Arenen in Deutschland, die jeweils ihre eigenen einzigartigen Merkmale und Spielstile bieten. Der größte Anbieter hierbei ist die LaserZone. Beispielsweise in Großstädten wie Essen, München und Bremen finden sich zahlreiche Lasertag-Zentren dieser Kette, aber auch unabhängige Anbieter, die mit moderner Ausrüstung und spannenden Spielmodi locken. Diese Arenen sind oft zentral gelegen und leicht zugänglich, was sie zu beliebten Treffpunkten für Jugendliche und Erwachsene macht, die nach einer unterhaltsamen und aktiven Freizeitbeschäftigung suchen.

Für Lasertag-Enthusiasten, die auf der Suche nach einer qualitativ hochwertigen Arena sind, bietet der Standort Deutschland eine breite Auswahl.

DIY – Wie kann ich mein eigenes Lasertag bauen?

Das Erstellen einer eigenen Lasertag-Arena und das Entwickeln eines Spiels ist ein vielschichtiger Prozess, der sorgfältige Planung und Umsetzung erfordert. Zunächst sollten Sie eine klare Vision für Ihre Lasertag-Arena entwickeln. Überlegen Sie sich, welches Thema Ihre Arena haben soll – ob futuristisch, militärisch, postapokalyptisch oder ein anderes spannendes Setting. Ebenso wichtig ist es, die Zielgruppe zu definieren, die Sie ansprechen möchten. Möchten Sie hauptsächlich Kinder, Jugendliche, Erwachsene oder gemischte Gruppen anziehen? Darüber hinaus sollten Sie festlegen, welche Spielmodi Sie anbieten wollen, wie z.B. klassische Team-Deathmatch-Spiele, Capture the Flag, King of the Hill oder andere kreative Modi.

Die Wahl eines geeigneten Standorts ist entscheidend für den Erfolg Ihrer Lasertag-Arena. Sie sollten einen Platz finden, der ausreichend groß ist, um eine abwechslungsreiche und spannende Spiellandschaft zu gestalten. Ideal sind leerstehende Lagerhäuser, große Hallen oder geeignete Outdoor-Gelände. Der Standort sollte leicht erreichbar sein, mit guter Verkehrsanbindung und genügend Parkmöglichkeiten, um möglichst viele Besucher anzuziehen.

Sobald der Standort festgelegt ist, beginnt die Designphase der Arena. Kreativität ist hierbei entscheidend. Das Layout sollte zahlreiche Hindernisse, Verstecke und erhöhte Plattformen enthalten, die das Spiel dynamisch und spannend machen. Achten Sie darauf, dass die Arena gut ausbalanciert ist, damit keine Seite einen unfairen Vorteil hat. Die Beleuchtung spielt eine große Rolle für die Atmosphäre; Schwarzlicht, Nebelmaschinen und themenbezogene Dekorationen können das Erlebnis verbessern. Bereiche mit unterschiedlichen Spielstilen – offene Flächen für schnelle Gefechte und enge Gänge für taktische Manöver – sorgen für Abwechslung.

Sicherheit hat oberste Priorität beim Bau einer Lasertag-Arena. Vergewissern Sie sich, dass alle Hindernisse stabil und frei von scharfen Kanten sind. Notausgänge sollten deutlich markiert und leicht zugänglich sein. Stellen Sie sicher, dass Feuerlöscher und Erste-Hilfe-Kästen an strategischen Punkten bereitstehen. Elektrische Installationen müssen sicher und professionell ausgeführt werden, um Unfälle zu vermeiden.

Die Wahl der Ausrüstung ist ebenfalls ein entscheidender Faktor. Investieren Sie in hochwertige Lasertag-Ausrüstung, die robust und benutzerfreundlich ist. Dazu gehören Blaster (Phaser), Westen mit Sensoren und eventuell Kopf- oder

Armbänder, die Treffer registrieren. Verschiedene Anbieter und Systeme bieten unterschiedliche Funktionen, daher sollten Sie die Optionen vergleichen und das System wählen, das am besten zu Ihren Anforderungen passt.

Die Technik und Software, die die Ausrüstung steuert, sind ein weiterer wichtiger Aspekt. Diese Software sollte benutzerfreundlich sein und verschiedene Spielmodi unterstützen. Echtzeit-Statistiken und Spieler-Tracking können das Erlebnis noch spannender machen. Stellen Sie sicher, dass die Software regelmäßig aktualisiert wird, um neue Funktionen und Spielmodi zu integrieren.

Bevor Sie Ihre Arena eröffnen, ist es wichtig, das Setup ausgiebig zu testen. Laden Sie Freunde oder Freiwillige ein, um Probe-Spiele zu spielen und Feedback zu geben. Testen Sie alle technischen Systeme gründlich, um sicherzustellen, dass sie einwandfrei funktionieren. Achten Sie darauf, dass die Spielmechaniken gut ausbalanciert sind und dass alle Sicherheitsvorkehrungen greifen.

Neben den praktischen Vorbereitungen müssen auch rechtliche Aspekte berücksichtigt werden. Stellen Sie sicher, dass Sie alle notwendigen behördlichen Genehmigungen eingeholt haben, um Ihre Lasertag-Arena zu betreiben. Dies kann je nach Standort unterschiedliche Anforderungen umfassen.

Schließen Sie auch eine passende Versicherung ab, die sowohl Sie als Betreiber als auch Ihre Spieler absichert. Eine Haftpflichtversicherung ist unerlässlich, um im Falle von Unfällen abgesichert zu sein.

Sobald die Arena betriebsbereit ist, sollten Sie einen umfassenden Marketingplan erstellen, um Ihre Lasertag-Arena bekannt zu machen. Nutzen Sie soziale Medien, lokale Werbekanäle und organisieren Sie Eröffnungsveranstaltungen, um Aufmerksamkeit zu erzeugen. Sonderaktionen und Rabatte zur Eröffnung können helfen, erste Kunden anzulocken. Arbeiten Sie mit lokalen Schulen, Unternehmen und Vereinen zusammen, um Gruppenveranstaltungen zu fördern.

Der laufende Betrieb und die regelmäßige Wartung sind entscheidend für den langfristigen Erfolg Ihrer Arena. Stellen Sie sicher, dass die Ausrüstung regelmäßig überprüft und gewartet wird. Halten Sie das Spielfeld sauber und sicher. Aktualisieren Sie die Software regelmäßig und führen Sie neue Spielmodi ein, um das Interesse der Spieler aufrechtzuerhalten. Schulungen für das Personal sind ebenfalls wichtig, um einen reibungslosen Betrieb zu gewährleisten und ein hohes Serviceniveau zu bieten.

Zusammengefasst erfordert der Aufbau und Betrieb einer Lasertag-Arena eine sorgfältige Planung, Kreativität und ein hohes Maß an Sicherheitsbewusstsein. Mit der richtigen

Vorbereitung und Umsetzung können Sie eine spannende und sichere Lasertag-Erfahrung bieten, die Spieler begeistert und langfristig erfolgreich ist.

Das erste Mal – Worauf sollte man achten?

Wenn Sie zum ersten Mal Lasertag spielen, gibt es einige wichtige Aspekte, die Sie beachten sollten, um sowohl Ihre Sicherheit als auch Ihren Spielspaß zu maximieren. Zuerst ist es ratsam, bequeme Kleidung und geeignetes Schuhwerk zu tragen. Da Sie sich viel bewegen werden, sind Turnschuhe und lockere Kleidung ideal, um Ihnen Bewegungsfreiheit zu bieten.

Vor dem Spiel erhalten Sie eine Einweisung durch das Personal, die Sie aufmerksam verfolgen sollten. Hierbei wird erklärt, wie die Ausrüstung funktioniert, und es werden die Spielregeln sowie Sicherheitshinweise gegeben. Achten Sie darauf, die Funktionsweise Ihrer Lasertag-Waffe zu verstehen und wie Sie Treffer registrieren können.

Teamarbeit ist oft ein Schlüsselelement des Spiels. Kommunizieren Sie mit Ihren Teammitgliedern und entwickeln Sie eine einfache Strategie, wie Sie sich im Spielraum bewegen und gegnerische Spieler markieren wollen. Taktisches Vorgehen, wie das Ausnutzen von Deckungen und das Flankieren von Gegnern, kann entscheidend sein.

Ein weiterer wichtiger Punkt ist die Fairness. Nehmen Sie das Spiel ernst und spielen Sie ehrlich.

Vermeiden Sie körperlichen Kontakt und respektieren Sie die Grenzen und den persönlichen Raum anderer Spieler. Halten Sie sich an die Regeln und Anweisungen des Personals, um das Spiel sicher und angenehm für alle Beteiligten zu gestalten.

Schließlich sollten Sie versuchen, entspannt zu bleiben und Spaß zu haben. Lasertag ist ein aufregendes und actionreiches Spiel, aber der Hauptzweck ist die Unterhaltung. Nehmen Sie Niederlagen sportlich und genießen Sie die interaktive und energetische Natur des Spiels. Indem Sie diese Hinweise befolgen, stellen Sie sicher, dass Ihr erstes Lasertag-Erlebnis sowohl angenehm als auch spannend wird.

Vom Anfänger zum Fortgeschrittenen – So verbessern Sie Ihre Fähigkeiten.
Für Anfänger gibt es beim Lasertag viele Möglichkeiten, ihre Fähigkeiten zu verbessern und das Spiel noch mehr zu genießen. Ein wichtiger erster Schritt ist das gründliche Kennenlernen der Ausrüstung. Ihre Lasertag-Waffe ist Ihr wichtigstes Werkzeug. Es ist entscheidend, zu verstehen, wie Sie damit zielen und schießen, wie Sie die Waffe nachladen oder zurücksetzen und wie Sie die verschiedenen Funktionen nutzen können. Das Wissen um Ihre Ausrüstung gibt Ihnen Sicherheit und verbessert Ihre Leistung im Spiel. Ebenso wichtig ist der Schutz Ihrer Sensoren – diese empfindlichen Teile

Ihrer Ausrüstung sind die Schwachstellen, die Ihre Gegner anvisieren. Verstecken Sie diese so gut wie möglich, indem Sie sich hinter Hindernissen positionieren oder geduckt bewegen.

Eine durchdachte Strategie ist unerlässlich für den Erfolg im Lasertag. Lasertag ist ein Mannschaftssport, der Teamarbeit erfordert. Kommunizieren Sie mit Ihren Teamkollegen, planen Sie Angriffe gemeinsam und decken Sie sich gegenseitig. Eine gute Teamkoordination kann den Unterschied zwischen Sieg und Niederlage ausmachen. Finden Sie die besten Positionen auf dem Spielfeld, die Ihnen sowohl Deckung als auch gute Schusslinien bieten. Vermeiden Sie offene Bereiche, in denen Sie leicht getroffen werden können, und positionieren Sie sich so, dass Sie sowohl angreifen als auch sich verteidigen können.

Bewegung ist der Schlüssel zum Erfolg im Lasertag. Statische Spieler sind leichte Ziele. Bewegen Sie sich ständig, um schwerer zu treffen zu sein, und nutzen Sie verschiedene Bewegungsmuster, um Ihre Gegner zu verwirren. Ducken Sie sich und bewegen Sie sich geduckt, um eine kleinere Zielscheibe zu bieten und somit schwerer getroffen zu werden. Die Umgebung spielt eine wichtige Rolle. Nutzen Sie Deckung und Verstecke, um Ihre Gegner aus dem Hinterhalt zu überraschen. Lernen Sie das Layout des Spielfelds kennen, um zu wissen, wo sich die besten

Verstecke und Deckungen befinden. Eine gute Kenntnis des Spielfelds gibt Ihnen einen taktischen Vorteil.

Trainieren Sie Ihre Genauigkeit durch regelmäßige Zielübungen. Versuchen Sie, auf kleine Ziele zu zielen, um Ihre Präzision zu erhöhen. Übung macht den Meister, und je mehr Sie üben, desto besser werden Ihre Schüsse. Arbeiten Sie an Ihren Reflexen, um schneller reagieren und schießen zu können, wenn ein Gegner auftaucht. Schnelle Reaktionszeiten sind im Lasertag entscheidend und können Ihnen den entscheidenden Vorteil verschaffen.

Nach jedem Spiel ist es hilfreich, das Spiel nachzubesprechen und zu reflektieren, was gut funktioniert hat und was nicht. Passen Sie Ihre Strategie entsprechend an und lernen Sie von Ihren Fehlern. Eine kontinuierliche Verbesserung Ihrer Fähigkeiten ist der Schlüssel zum Erfolg. Beobachten Sie erfahrene Spieler und lernen Sie von ihren Techniken und Strategien. Viele erfahrene Spieler haben wertvolle Tipps und Tricks, die sie gerne weitergeben. Nutzen Sie diese Gelegenheiten, um Ihre eigenen Fähigkeiten zu verbessern.

Bleiben Sie ruhig und konzentriert. Emotionen können das Spiel beeinflussen, daher ist es wichtig, eine ruhige und konzentrierte Haltung zu bewahren. Dies hilft Ihnen, bessere Entscheidungen zu treffen.

Konzentrieren Sie sich auf das Spiel und blenden Sie Ablenkungen aus. Je fokussierter Sie sind, desto besser werden Ihre Reaktionen und Entscheidungen sein. Körperliche Fitness kann einen großen Unterschied machen. Arbeiten Sie an Ihrer Ausdauer und Fitness, um länger spielen und sich besser bewegen zu können. Konditionstraining hilft Ihnen, im Spiel länger durchzuhalten und schneller zu sein. Übungen zur Verbesserung Ihrer Hand-Augen-Koordination können Ihnen ebenfalls helfen, schneller und präziser zu schießen. Geschicklichkeit und schnelle Reaktionen sind im Lasertag von großer Bedeutung.

Vom Fortgeschrittenen zum echten Könner – Auf dem Weg zum Horizont

Der Weg vom fortgeschrittenen Lasertag-Spieler zu einem echten Meister des Spiels, einem wahren Könner, ist eine Reise, die sowohl Hingabe als auch kontinuierliche Verbesserung erfordert. Es ist ein Weg, der weit über die Grundlagen und die ersten Erfolge hinausgeht und tief in die Feinheiten und Strategien des Spiels eintaucht. Diese Reise bringt Sie nicht nur auf das nächste Level, sondern eröffnet Ihnen auch neue Horizonte und eine tiefere Wertschätzung für das Spiel.

Als fortgeschrittener Spieler kennen Sie Ihre Ausrüstung bereits gut, aber ein echter Könner versteht jede Nuance seiner Waffe und Sensoren. Es geht darum, die optimalen Einstellungen für jede Spielsituation zu kennen und die Technik zu meistern, die Ihnen den entscheidenden Vorteil verschaffen kann. Ein echter Könner investiert Zeit in die Wartung und Optimierung seiner Ausrüstung, um sicherzustellen, dass sie stets in einwandfreiem Zustand ist.

Ein fortgeschrittener Spieler hat bereits eine solide Strategie, aber ein Könner des Lasertags perfektioniert sie kontinuierlich. Dies bedeutet, ständig neue Taktiken zu entwickeln und zu testen, die

Schwächen der Gegner zu analysieren und sich an unterschiedliche Spielumgebungen anzupassen. Ein echter Könner ist flexibel und kann seine Strategie je nach Bedarf schnell ändern. Er ist immer einen Schritt voraus und überrascht seine Gegner mit unerwarteten Manövern.

Ein wahrer Könner versteht die Bedeutung der Teamdynamik und weiß, wie man ein Team zum Erfolg führt. Er fördert die Kommunikation und Zusammenarbeit innerhalb des Teams und bringt die Stärken jedes einzelnen Spielers zur Geltung. Ein echter Könner ist nicht nur ein ausgezeichneter Spieler, sondern auch ein inspirierender Anführer, der sein Team motiviert und durch kluges Management zu Höchstleistungen führt.

Ein bedeutender Schritt auf dem Weg zum wahren Könner ist die Bereitschaft, Wissen und Erfahrungen mit anderen zu teilen. Dies kann durch das Mentoring neuer Spieler oder durch die Teilnahme an Workshops und Trainingssessions geschehen. Ein echter Könner hilft anderen, sich zu verbessern, und trägt so zur Entwicklung der Lasertag-Community bei. Er erkennt, dass der Erfolg des Spiels von der Stärke der Gemeinschaft abhängt.

Der Weg zum Könner ist geprägt von einer Einstellung der ständigen Selbstverbesserung. Ein echter Könner ruht sich nicht auf seinen Lorbeeren aus, sondern sucht immer nach Möglichkeiten, seine Fähigkeiten zu verfeinern. Dies kann durch intensives Training, die Teilnahme an Wettbewerben oder das Studium fortgeschrittener Spieltheorien geschehen. Ein Könner hat den unstillbaren Wunsch, sich kontinuierlich zu verbessern und neue Horizonte zu erreichen.

Schließlich ist ein echter Könner jemand, der eine tiefe Leidenschaft für das Spiel hat. Diese Leidenschaft treibt ihn an, auch in schwierigen Situationen durchzuhalten und immer nach Exzellenz zu streben. Es ist diese Liebe zum Spiel, die ihn motiviert, immer weiterzumachen und das Beste aus sich herauszuholen.

Der Weg vom fortgeschrittenen Spieler zum echten Könner ist eine aufregende Reise voller Herausforderungen und Belohnungen. Es ist ein Weg, der nicht nur technische Fähigkeiten und strategisches Denken erfordert, sondern auch Führung, Mentoring und eine unerschütterliche Leidenschaft für das Spiel. Ein echter Könner ist jemand, der sich ständig weiterentwickelt und dabei hilft, die Gemeinschaft zu stärken und das Spiel auf das nächste Level zu heben.

Lasertag als Beruf – Wie kann ich Profi werden?

Der Sport hat sich in den letzten Jahren so weit entwickelt, dass es weltweit Turniere und Ligen gibt, in denen die Besten der Besten gegeneinander antreten. Diese professionellen Spieler haben ihre Fähigkeiten und Strategien auf ein extrem hohes Niveau gebracht und nehmen regelmäßig an Wettkämpfen teil, die von lokalen Meisterschaften bis hin zu internationalen Wettbewerben reichen.

Wenn Sie daran interessiert sind, selbst ein professioneller Lasertag-Spieler zu werden, gibt es mehrere Schritte, die Sie unternehmen können, um dieses Ziel zu erreichen. Zunächst einmal ist es wichtig, ein tiefes Verständnis und eine Leidenschaft für das Spiel zu entwickeln. Dies bedeutet, dass Sie regelmäßig spielen und Ihre Fähigkeiten kontinuierlich verbessern sollten. Achten Sie darauf, Ihre Genauigkeit, Geschwindigkeit und Beweglichkeit zu trainieren, denn diese sind entscheidend für den Erfolg im Lasertag.

Der nächste Schritt besteht darin, sich mit der besten verfügbaren Ausrüstung vertraut zu machen und zu lernen, wie man sie effektiv einsetzt. Professionelle Spieler investieren in hochwertige Lasertag-Waffen und -Sensoren, die ihnen einen Vorteil gegenüber ihren Gegnern verschaffen. Es ist auch hilfreich, sich mit der Technik und den taktischen Möglichkeiten der Ausrüstung vertraut zu machen. Ein weiterer wichtiger Aspekt ist die Entwicklung und Verfeinerung Ihrer Strategien. Erfolgreiche Lasertag-Spieler sind nicht nur körperlich fit, sondern auch taktisch versiert. Sie müssen in der Lage sein, das Spielfeld zu lesen, die Bewegungen Ihrer Gegner vorherzusehen und Ihre Angriffe und Verteidigungen entsprechend anzupassen. Es kann hilfreich sein, sich Strategien von erfahrenen Spielern anzuschauen und von ihnen zu lernen.

Teamarbeit ist ebenfalls von zentraler Bedeutung. Viele professionelle Lasertag-Wettkämpfe werden in Teams ausgetragen, und die Fähigkeit, effektiv mit Ihren Teamkollegen zu kommunizieren und zusammenzuarbeiten, kann den Unterschied zwischen Sieg und Niederlage ausmachen. Nehmen Sie sich Zeit, um mit Ihrem Team zu trainieren und gemeinsame Taktiken zu entwickeln.

Der Einstieg in die professionelle Lasertag-Szene erfordert auch, dass Sie an Turnieren und Wettkämpfen teilnehmen. Beginnen Sie mit lokalen Wettbewerben und arbeiten Sie sich nach und nach zu größeren Veranstaltungen vor. Diese Turniere bieten Ihnen die Möglichkeit, sich mit anderen Spielern zu messen und wertvolle Erfahrungen zu sammeln. Zudem können Sie dort Kontakte knüpfen und sich einen Namen in der Lasertag-Community machen.

Schließlich ist es wichtig, sich kontinuierlich weiterzuentwickeln und an Ihrer Fitness und Ihrem Können zu arbeiten. Bleiben Sie stets auf dem Laufenden über neue Techniken, Ausrüstungen und Strategien. Professionelle Spieler sind immer bestrebt, sich zu verbessern und ihr Spiel auf die nächste Stufe zu heben.

Zusammengefasst: Um ein professioneller Lasertag-Spieler zu werden, müssen Sie Ihre Fähigkeiten und Ihre Ausrüstung perfektionieren, Strategien entwickeln, im Team arbeiten und regelmäßig an Wettkämpfen teilnehmen. Mit Hingabe, kontinuierlichem Training und der richtigen Einstellung können Sie Ihren Traum verwirklichen und ein Teil der professionellen Lasertag-Szene werden.

Immer mitten drin – Jobs rund um Lasertag

Die Lasertag-Industrie bietet eine Vielzahl von Arbeitsmöglichkeiten, die von technischen Positionen bis hin zu Management- und Kundendienstrollen reichen. Eine zentrale Rolle in einer Lasertag-Arena spielt der Arena Manager. Dieser ist für den gesamten Betrieb der Arena verantwortlich, einschließlich der Verwaltung des Personals, der Planung von Veranstaltungen und Spielen, der Überwachung der Ausrüstung und der Finanzen. Der Arena Manager sorgt dafür, dass die Arena reibungslos funktioniert und die Kunden eine positive Erfahrung haben.

Ein weiterer wichtiger Job ist der des Spielleiters, auch Game Master genannt. Der Spielleiter moderiert die Spiele, erklärt die Regeln, startet und stoppt die Spiele und sorgt dafür, dass alle Spieler die Regeln einhalten. Er ist auch für die Sicherheit während des Spiels verantwortlich und greift ein, wenn es zu Problemen kommt.

Technischer Support und Wartung sind ebenfalls essenzielle Bereiche in einer Lasertag-Arena. Technische Support-Mitarbeiter kümmern sich um die Wartung und Reparatur der Lasertag-Ausrüstung, einschließlich der Blaster, Westen und Sensoren. Sie führen regelmäßige Inspektionen durch, beheben technische Probleme und aktualisieren die Software der Ausrüstung. Technische Kenntnisse und ein Verständnis für elektronische Geräte sind in diesem Job unerlässlich.

Im Bereich des Kundenservice arbeiten Mitarbeiter, die die Gäste empfangen, Fragen beantworten, Reservierungen entgegennehmen und sich um die Anliegen der Spieler kümmern. Freundlichkeit, Kommunikationsfähigkeit und ein kundenorientiertes Verhalten sind hier besonders wichtig.

Ein Veranstaltungskoordinator plant und organisiert spezielle Events in der Lasertag-Arena, wie Geburtstagsfeiern, Firmenveranstaltungen, Teambuilding-Events und Turniere. Er arbeitet eng mit den Kunden zusammen, um deren Anforderungen zu verstehen und maßgeschneiderte Veranstaltungen zu planen.

Marketing- und Verkaufsmanager entwickeln und setzen Marketingstrategien um, um neue Kunden zu gewinnen und die Bekanntheit der Arena zu steigern. Sie erstellen Werbekampagnen, verwalten die Social-Media-Präsenz und entwickeln Partnerschaften mit lokalen Unternehmen und Organisationen. Verkaufsfähigkeiten und Kreativität sind in dieser Rolle gefragt.

Ein Sicherheitsbeauftragter sorgt dafür, dass alle Sicherheitsstandards in der Arena eingehalten werden. Dazu gehört die regelmäßige Überprüfung der Spielausrüstung auf Sicherheitsmängel, die Sicherstellung der Einhaltung von Sicherheitsvorschriften durch die Spieler und das Management von Notfällen.

Trainer und Ausbilder sind dafür verantwortlich, neue Mitarbeiter einzuarbeiten und ihnen die Bedienung der Lasertag-Ausrüstung sowie die Sicherheitsprotokolle beizubringen. Sie führen Schulungen durch und stellen sicher, dass alle Mitarbeiter gut vorbereitet sind, um eine hohe Servicequalität zu gewährleisten.

Im Bereich der Logistik- und Lagerverwaltung sorgen Mitarbeiter dafür, dass alle notwendigen Ausrüstungsgegenstände vorrätig und effizient gelagert sind. Sie koordinieren auch die Bestellungen und Lieferungen von Ausrüstungen und Verbrauchsmaterialien.

Schließlich ist das Reinigungspersonal dafür verantwortlich, die Arena und die Ausrüstung sauber und hygienisch zu halten. Dies umfasst die tägliche Reinigung des Spielfelds, der Empfangsbereiche, der sanitären Anlagen und der Ausrüstung. Ein sauberes Umfeld trägt wesentlich zur Zufriedenheit der Kunden bei.

Diese verschiedenen Rollen und Aufgabenbereiche zeigen, dass die Lasertag-Industrie vielfältige und spannende Berufsmöglichkeiten bietet. Jede dieser Positionen trägt auf ihre Weise dazu bei, dass die Spieler ein sicheres, unterhaltsames und unvergessliches Erlebnis haben.

Sicherheit zuerst – Wie gefährlich ist Lasertag?

Lasertag gilt allgemein als eine sehr sichere und nicht gewalttätige Aktivität. Es verwendet Infrarottechnologie, um „Treffer" zu markieren, ohne dass physische Projektile wie in anderen Schießspielen, beispielsweise Paintball, zum Einsatz kommen. Diese Eigenschaft eliminiert das Risiko von Prellungen oder anderen schmerzhaften Verletzungen, die durch den Aufprall von Objekten entstehen könnten.

Die Ausrüstung, die beim Lasertag verwendet wird, ist speziell darauf ausgelegt, sicher und benutzerfreundlich zu sein. Die „Waffen" und sensorischen Westen sind robust und frei von scharfen Kanten oder schweren Bauteilen, was das Verletzungsrisiko weiter minimiert. Lasertag-Spiele finden zudem in kontrollierten Umgebungen statt, wie speziell angelegten Arenen, die sicherheitsbewusst gestaltet sind. Diese sind oft gut ausgeleuchtet, klar strukturiert und frei von gefährlichen Hindernissen.

Ein weiterer Aspekt, der zur Sicherheit von Lasertag beiträgt, ist die Betonung von Teamarbeit und strategischem Denken. Das Spiel fördert das gemeinsame Planen und Handeln in der Gruppe, was die Entwicklung von sozialen Kompetenzen und die Problemlösungsfähigkeit unterstützt, ohne physische

Auseinandersetzungen zu fördern. Zudem wird Lasertag durch geschultes Personal überwacht, das dafür sorgt, dass alle Teilnehmer die Spielregeln befolgen und sicher spielen.

Schattenseite – Fördert Lasertag die Gewaltbereitschaft?

Die Frage, ob Lasertag die Gewaltbereitschaft fördert, wird oft diskutiert und es gibt unterschiedliche Meinungen dazu. Wissenschaftliche Studien haben bisher keine eindeutigen Beweise dafür erbracht, dass Lasertag direkt die Gewaltbereitschaft fördert. Einige Studien deuten darauf hin, dass das Spielen von gewaltfreien Videospielen oder das Ausüben von Aktivitäten wie Lasertag eher als Ventil für Aggressionen dienen kann, anstatt diese zu verstärken. Ähnlich wie bei Videospielen argumentieren einige Experten, dass das Spielen von Lasertag als eine Form der Simulation verstanden werden kann, die reale Gewalt von fiktiven Szenarien trennt. Diese Unterscheidung kann dazu beitragen, dass Spieler lernen, zwischen Spiel und Realität zu unterscheiden.

Ein weiterer Aspekt ist der psychologische und soziale Nutzen von Lasertag. Einige Theorien besagen, dass das Ausüben von Lasertag als Mittel zum Stressabbau und zur Bewältigung von Frustrationen dienen kann, wodurch tatsächlich das Aggressionsniveau gesenkt werden könnte. Darüber hinaus wird Lasertag oft in Gruppen gespielt und fördert Teamarbeit, strategisches Denken und soziale Interaktion, was positive soziale Fähigkeiten stärken kann. Dies kann das soziale Verhalten verbessern und das Gemeinschaftsgefühl fördern.

Der Einfluss von Lasertag auf die Gewaltbereitschaft kann stark vom sozialen Umfeld und der Erziehung abhängen. Kinder und Jugendliche, die in einem stabilen und unterstützenden Umfeld aufwachsen, sind weniger anfällig für negative Einflüsse durch solche Spiele. Es ist wichtig, dass Eltern und Erzieher den Kindern und Jugendlichen die richtigen Werte und den respektvollen Umgang miteinander vermitteln. Dabei sollten sie auch auf die Unterschiede zwischen Spiel und Realität hinweisen.

Eltern und Betreuer sollten die Aktivitäten der Kinder und Jugendlichen beaufsichtigen und moderieren. Sie sollten sicherstellen, dass die Spiele in einem sicheren und kontrollierten Umfeld stattfinden. Es kann hilfreich sein, eine Vielzahl von Aktivitäten anzubieten, die unterschiedliche Interessen und Fähigkeiten fördern, um ein ausgewogenes Freizeitverhalten zu unterstützen. Zusammenfassend lässt sich sagen, dass Lasertag nicht zwangsläufig die Gewaltbereitschaft fördert, wenn es in einem gesunden und unterstützenden Umfeld gespielt wird. Die entscheidenden Faktoren sind die Erziehung, das soziale Umfeld und die Vermittlung von Werten.

U18 – Ist Lasertag für Kinder geeignet?

Lasertag kann eine unterhaltsame und aufregende Aktivität für Kinder sein, die Teamarbeit fördert und eine sichere Umgebung für spielerische Auseinandersetzungen bietet. Allerdings gibt es bei der Frage, ob Lasertag für Kinder geeignet ist, verschiedene Aspekte zu berücksichtigen, darunter gesetzliche Regelungen, die je nach Bundesland oder Stadt in Deutschland variieren können.

In einigen Bundesländern und Städten gibt es spezifische Altersbeschränkungen oder Vorschriften für Lasertag-Spiele, die sicherstellen sollen, dass die Aktivität altersgerecht und sicher für jüngere Spieler ist. Diese Regelungen können sich darauf beziehen, wie die Spiele organisiert und durchgeführt werden, welche Sicherheitsmaßnahmen getroffen werden müssen, und ab welchem Alter Kinder teilnehmen dürfen. In manchen Orten dürfen Kinder ab einem bestimmten Alter (oft ab 8 oder 10 Jahren) mit Einverständniserklärung der Eltern teilnehmen, während andere strengere Regelungen haben könnten.

Eltern sollten sich vorab über die spezifischen Bestimmungen in ihrer Region informieren, indem sie direkt bei den lokalen Lasertag-Arenen nachfragen oder die entsprechenden kommunalen Vorschriften recherchieren. Es ist wichtig, eine Arena zu wählen, die sich an die lokalen Gesetze hält und gleichzeitig sicherstellt, dass alle Ausrüstungen und Spielmodi für Kinder geeignet sind.

Darüber hinaus ist es ratsam, dass Eltern das erste Lasertag-Spiel ihrer Kinder begleiten, um sich persönlich von der Sicherheit und Angemessenheit der Umgebung zu überzeugen. Viele Arenen bieten spezielle Spiele oder Zeiten an, die speziell für jüngere Kinder konzipiert sind, mit angepassten Regeln und Ausrüstungen, die auf ihre Bedürfnisse und Fähigkeiten abgestimmt sind.

Schulausflug – Pädagogik in der Praxis

Lasertag kann eine ausgezeichnete Wahl für Schulausflüge sein, da es neben dem Spaßfaktor auch zahlreiche pädagogische Vorteile bietet. Einer der Hauptvorteile ist die Förderung des Klassenzusammenhalts. Durch das gemeinsame Spiel in Teams lernen Schülerinnen und Schüler, miteinander zu kommunizieren und zusammenzuarbeiten, um gemeinsame Ziele zu erreichen. Dies stärkt die sozialen Bindungen und kann helfen, Klassengeist und Teamfähigkeit zu entwickeln.

Darüber hinaus kann Lasertag als Mittel zur Sensibilisierung gegen Mobbing eingesetzt werden. In einem kontrollierten und spielerischen Umfeld werden die Schüler dazu angehalten, aufeinander zu achten und fair zu spielen. Durch die gemeinsamen Spielerlebnisse und den Teamgeist kann ein inklusives Klima gefördert werden, in dem Mobbing weniger Raum hat. Lehrkräfte können diese Erfahrungen nutzen, um wichtige Themen wie Fairness, Respekt und die Konsequenzen von Ausschluss zu diskutieren.

Außerdem bietet Lasertag sportliche Aspekte, die oft unterschätzt werden. Während des Spiels sind Bewegung und schnelle Reaktionen gefordert, was die körperliche Fitness der Schüler fördert. Das Spiel ist

dynamisch und erfordert eine Mischung aus
Geschicklichkeit, Schnelligkeit und taktischem
Denken, wodurch die motorischen Fähigkeiten und
die körperliche Koordination verbessert werden
können.

Insgesamt bietet Lasertag also eine
Kombination aus Spaß, körperlicher Aktivität und
pädagogischen Vorteilen, die es zu einer attraktiven
Option für Schulausflüge machen. Es bietet eine
Plattform für praktisches Lernen und persönliche
Entwicklung, während es gleichzeitig die körperliche
Gesundheit und das soziale Wohlbefinden der Schüler
fördert. Lehrer können diese Gelegenheit nutzen, um
wichtige soziale Fähigkeiten in einer unterhaltsamen
und engagierenden Umgebung zu vermitteln.

JGA – Viel Spaß beim Lasertag!

Lasertag hat sich zu einer äußerst beliebten Aktivität für Junggesellenabschiede entwickelt. Es ist nicht nur ein aufregender und actiongeladener Sport, sondern bietet auch die perfekte Gelegenheit für Freunde, gemeinsam eine unvergessliche Zeit zu verbringen und den bevorstehenden großen Tag zu feiern. Die Kombination aus Spannung, Teamarbeit und freundschaftlichem Wettbewerb macht Lasertag zu einer idealen Wahl für diesen besonderen Anlass.

Ein Junggesellenabschied ist ein einmaliges Ereignis, das den Übergang vom Single-Leben zum Eheleben markiert. Die Wahl der richtigen Aktivität ist entscheidend, um sicherzustellen, dass alle Teilnehmer Spaß haben und sich an den Tag erinnern. Lasertag bietet genau die richtige Mischung aus Adrenalin und Spaß, um diesen Tag besonders zu machen.

Die meisten Lasertag-Arenen bieten spezielle Pakete für Junggesellenabschiede an. Diese Pakete beinhalten oft exklusive Buchungen der Arena, sodass Ihre Gruppe ungestört spielen kann. Darüber hinaus gibt es häufig besondere Angebote, die auf die Bedürfnisse und Wünsche der Gruppe abgestimmt sind, wie etwa thematische Spiele, spezielle Missionen oder sogar individuelle Ausrüstungen für den Junggesellen.

Ein weiterer Vorteil von Lasertag für einen Junggesellenabschied ist, dass es eine Aktivität ist, die von Menschen aller Fitnessstufen genossen werden kann. Es erfordert keine besonderen Fähigkeiten oder Vorkenntnisse, was bedeutet, dass jeder Teilnehmer, unabhängig von seinem sportlichen Hintergrund, mitmachen und Spaß haben kann. Die Regeln sind einfach zu verstehen und das Spiel ist leicht zugänglich, was es ideal für Gruppen mit unterschiedlichen Interessen und Fähigkeiten macht.

Lasertag fördert auch den Teamgeist und die Zusammenarbeit. Während des Spiels müssen die Teilnehmer strategisch denken, zusammenarbeiten und sich gegenseitig unterstützen, um das gegnerische Team zu besiegen. Diese Dynamik stärkt die Freundschaftsbande und schafft eine Atmosphäre von Kameradschaft und Teamwork. Es gibt nichts Besseres, als gemeinsam mit Freunden einen Sieg zu erringen und dabei jede Menge Spaß zu haben.

Darüber hinaus bietet Lasertag eine großartige Gelegenheit für Erinnerungen und Fotomöglichkeiten. Viele Lasertag-Arenen haben spezielle Bereiche für Gruppenfotos und bieten oft auch Fotografen an, die die besten Momente festhalten. Diese Fotos sind

wunderbare Erinnerungen an einen unvergesslichen
Tag und können später als Andenken dienen.

Nach einem spannenden Lasertag-Spiel
können Sie den Junggesellenabschied mit einem
entspannten Abendessen oder einer Feier fortsetzen.
Viele Lasertag-Arenen befinden sich in der Nähe von
Restaurants, Bars oder anderen
Unterhaltungsmöglichkeiten, sodass Sie den Tag
nahtlos fortsetzen können. Einige Arenen bieten sogar
Party-Räume an, in denen Sie die Feier direkt vor Ort
fortsetzen können.

Insgesamt bietet Lasertag für einen
Junggesellenabschied eine einzigartige und
aufregende Möglichkeit, gemeinsam Spaß zu haben,
Erinnerungen zu schaffen und den bevorstehenden
großen Tag gebührend zu feiern. Es ist eine Aktivität,
die sowohl Spannung als auch Kameradschaft bietet
und sicherstellt, dass der Junggesellenabschied ein
unvergessliches Erlebnis wird.

Das perfekte Geschenk – Besondere Momente beim Lasertag

Wenn Sie auf der Suche nach einer originellen und aufregenden Geschenkidee sind, dann könnte ein Lasertag-Erlebnis genau das Richtige sein. Egal ob für Geburtstage, Jubiläen oder andere besondere Anlässe – ein Lasertag-Gutschein oder eine gut geplante Lasertag-Session verspricht Spaß, Spannung und unvergessliche Momente.

Lasertag ist ein Spiel, das sowohl Action als auch Strategie vereint und sich für Menschen jeden Alters und Fitnesslevels eignet. Es bietet die perfekte Möglichkeit, gemeinsam mit Freunden oder der Familie in eine spannende und herausfordernde Umgebung einzutauchen. Die Spieler treten in Teams gegeneinander an, arbeiten zusammen, entwickeln Taktiken und erleben dabei jede Menge Adrenalin.

Ein Lasertag-Gutschein ist eine großartige Geschenkidee, da er dem Beschenkten die Flexibilität gibt, selbst zu entscheiden, wann und mit wem er spielen möchte. Viele Lasertag-Arenen bieten spezielle Gutscheine an, die man einfach erwerben und verschenken kann. Diese Gutscheine sind oft für mehrere Spiele oder spezielle Events gültig und ermöglichen dem Beschenkten, das Erlebnis in vollen Zügen zu genießen.

Wenn Sie das Geschenk noch persönlicher gestalten möchten, können Sie eine Lasertag-Session für eine Gruppe organisieren. Stellen Sie ein Team aus Freunden und Familie zusammen und planen Sie einen gemeinsamen Ausflug in eine Lasertag-Arena. Solche gemeinsamen Aktivitäten stärken die Gemeinschaft, fördern den Teamgeist und sorgen für viele gemeinsame Erinnerungen. Sie können den Tag mit einem gemütlichen Essen oder einer kleinen Feier abrunden, um das Erlebnis noch besonderer zu machen.

Ein weiterer Vorteil von Lasertag als Geschenkidee ist, dass es auch für verschiedene Altersgruppen geeignet ist. Kinder, Jugendliche und Erwachsene können gleichermaßen Freude an diesem Spiel haben. Es ist eine Aktivität, die Generationen verbindet und allen Teilnehmern ermöglicht, sich auf spielerische Weise zu messen und dabei jede Menge Spaß zu haben.

Darüber hinaus gibt es oft spezielle Themen-Events oder Turniere, an denen der Beschenkte teilnehmen kann. Diese besonderen Veranstaltungen bieten noch einmal ein ganz anderes Erlebnis und machen das Geschenk zu etwas wirklich Einzigartigem. Informieren Sie sich in der Lasertag-Arena Ihrer Wahl über bevorstehende Events und bieten Sie diese als Teil Ihres Geschenks an.

Lasertag ist auch eine großartige Möglichkeit, sich sportlich zu betätigen, ohne dass es sich wie ein herkömmliches Workout anfühlt. Es fördert die körperliche Aktivität, verbessert die Koordination und das Reaktionsvermögen und bietet gleichzeitig jede Menge Spaß. Der Beschenkte wird nicht nur ein spannendes Erlebnis haben, sondern auch etwas für seine Gesundheit tun.

Lasertag hilft – Mental gut drauf!

Lasertag kann sowohl das körperliche als auch das psychische Wohlbefinden auf vielfältige Weise fördern. Als dynamisches und interaktives Spiel bietet es zahlreiche Vorteile, die zur allgemeinen Gesundheit und zum Wohlbefinden beitragen.

Körperlich gesehen ist Lasertag eine aktive Freizeitbeschäftigung, die Bewegung und körperliche Betätigung fördert. Während des Spiels bewegen sich die Teilnehmer ständig, laufen, ducken sich und weichen aus. Diese Aktivitäten erhöhen die Herzfrequenz und fördern die kardiovaskuläre Fitness. Regelmäßige körperliche Aktivität ist entscheidend für die Aufrechterhaltung eines gesunden Körpers, und Lasertag bietet eine unterhaltsame Möglichkeit, sich sportlich zu betätigen, ohne dass es sich wie eine traditionelle Übung anfühlt. Diese Art von körperlicher Betätigung kann auch zur Verbesserung der motorischen Fähigkeiten und der Koordination beitragen.

Psychisch bietet Lasertag ebenfalls bedeutende Vorteile. Durch das Spiel in Teams und die Notwendigkeit der Zusammenarbeit wird die soziale Interaktion gefördert. Dies kann das Gefühl der Zugehörigkeit und Gemeinschaft stärken, was besonders wichtig für das psychische Wohlbefinden ist. Soziale Verbindungen und das Gefühl, Teil eines Teams zu sein, können helfen, Stress abzubauen und das Selbstwertgefühl zu steigern.

Zudem trägt Lasertag zur Freisetzung von Endorphinen bei, den sogenannten „Glückshormonen", die das allgemeine Wohlbefinden verbessern und helfen, Stress und Angst zu reduzieren. Diese Hormone können das Gefühl von Freude und Zufriedenheit steigern und somit stimmungsaufhellend wirken.

Das Spiel selbst erfordert strategisches Denken und schnelle Reaktionen, was die geistige Wachsamkeit und die kognitiven Fähigkeiten fördert. Die Notwendigkeit, schnell Entscheidungen zu treffen und Taktiken anzupassen, trainiert das Gehirn und hält es aktiv. Erfolgreiche Spielerlebnisse und das Erreichen von Spielzielen können zudem das Selbstvertrauen und das Gefühl der Selbstwirksamkeit stärken.

Für den Körper – Lasertag für Ihre Fitness

Lasertag kann zur Förderung der Fitness beitragen. Dieses actionreiche Spiel, das Strategie, Bewegung und Teamarbeit vereint, bietet zahlreiche Vorteile für die körperliche Gesundheit. Lasertag erfordert viel Bewegung, einschließlich Laufen, Springen, Ducken und Ausweichen. Diese Aktivitäten steigern die Herzfrequenz und verbessern die kardiovaskuläre Gesundheit. Regelmäßiges Spielen kann zu einer besseren Ausdauer und einem stärkeren Herz-Kreislauf-System führen. Durch die intensive körperliche Aktivität verbrennt man beim Lasertagspielen eine beträchtliche Anzahl an Kalorien. Dies kann dabei helfen, ein gesundes Körpergewicht zu halten oder abzunehmen, wenn das Spiel regelmäßig gespielt wird.

Die ständige Bewegung beansprucht verschiedene Muskelgruppen, insbesondere in den Beinen, dem Rumpf und den Armen. Laufen und Ducken stärken die Beinmuskulatur, während das Halten und Zielen der Lasergun die Arm- und Schultermuskulatur beansprucht. Lasertag verbessert auch die Hand-Augen-Koordination und die Reflexe, da Spieler schnell auf sich verändernde Situationen reagieren und präzise zielen müssen. Diese Fähigkeiten sind nicht nur im Spiel, sondern auch im Alltag von Vorteil.

Ein weiterer positiver Effekt ist der Stressabbau. Das intensive Spiel kann helfen, Stress abzubauen und den Kopf freizubekommen. Der Adrenalinkick und die Konzentration auf das Spielgeschehen lenken von alltäglichen Sorgen ab und fördern das allgemeine Wohlbefinden. Lasertag fördert zudem die Teamarbeit und die soziale Interaktion. Spieler müssen Strategien entwickeln und zusammenarbeiten, um zu gewinnen. Dies stärkt soziale Bindungen und kann die Teamfähigkeit auch außerhalb des Spielfelds verbessern.

Trotz dieser zahlreichen Vorteile gibt es auch einige potenzielle Nachteile, die berücksichtigt werden sollten. Wie bei jedem intensiven körperlichen Spiel besteht auch beim Lasertag ein Verletzungsrisiko. Spieler könnten stürzen oder sich an den Hindernissen stoßen. Eine angemessene Aufwärmphase und das Tragen geeigneter Schuhe können dieses Risiko jedoch minimieren. Personen, die nicht regelmäßig Sport treiben, könnten sich beim Lasertag leicht überanstrengen. Es ist wichtig, auf den eigenen Körper zu hören und bei Bedarf Pausen einzulegen, um Muskelzerrungen oder andere Verletzungen zu vermeiden. Die laute Musik und die intensiven Lichteffekte in den Arenen können für manche Menschen unangenehm oder überwältigend sein. Es ist ratsam, sich vorher über die Bedingungen in der jeweiligen Arena zu informieren und gegebenenfalls Schutzmaßnahmen wie Ohrstöpsel zu verwenden.

Zusammenfassend lässt sich sagen, dass Lasertag viele positive Auswirkungen auf die körperliche Fitness haben kann. Es bietet ein intensives kardiovaskuläres Training, fördert den Muskelaufbau, verbessert die Koordination und Reflexe und hilft beim Stressabbau. Gleichzeitig sollten Spieler sich der potenziellen Risiken bewusst sein und entsprechende Vorsichtsmaßnahmen treffen, um Verletzungen zu vermeiden. Insgesamt ist Lasertag eine unterhaltsame und effektive Möglichkeit, sich fit zu halten und gleichzeitig Spaß zu haben.

Für die Ohren – Lasertag und Musik

Musik spielt beim Lasertag eine wichtige Rolle und trägt wesentlich zur Atmosphäre und zum Spielerlebnis bei. Die Kombination von dynamischen Beats, intensiven Soundeffekten und der aufregenden Umgebung der Lasertag-Arena schafft eine einzigartige und immersive Erfahrung, die Spieler immer wieder begeistert. Die Musik in einer Lasertag-Arena ist darauf ausgelegt, die Spieler in eine andere Welt zu versetzen. Mit pulsierenden Beats und energiegeladenen Tracks wird eine Atmosphäre geschaffen, die das Adrenalin ansteigen lässt und die Spannung des Spiels verstärkt. Die futuristischen und oft dunklen Arenen, kombiniert mit der passenden Musik, machen das Spielerlebnis noch intensiver. Spieler berichten oft, dass sie sich wie in einem Science-Fiction-Film fühlen, wenn sie durch die Neonlichter und Nebelmaschinen manövrieren, während die Musik im Hintergrund dröhnt.

Musik kann auch die Leistung der Spieler positiv beeinflussen. Die schnellen Rhythmen und intensiven Beats fördern die Konzentration und steigern die Reaktionszeiten. Wenn die Musik die Energie des Spiels widerspiegelt, werden die Spieler dazu motiviert, sich noch mehr anzustrengen und das Beste aus sich herauszuholen. Dies führt nicht nur zu einem besseren Spielerlebnis, sondern auch zu einem

höheren Kalorienverbrauch und einer besseren
kardiovaskulären Fitness, da die Spieler ständig in
Bewegung sind. Ein weiterer Vorteil der Musik beim
Lasertag ist, dass sie den Teamgeist und das
Gemeinschaftsgefühl stärkt. Gemeinsame Erlebnisse,
untermalt von mitreißender Musik, schaffen
unvergessliche Erinnerungen und fördern die
Bindungen zwischen den Teammitgliedern. Nach
einem intensiven Spiel ist es üblich, dass die Teams
ihre Erlebnisse und Erfolge bei der Musik Revue
passieren lassen, was die Gemeinschaft weiter stärkt.

Viele Lasertag-Arenen bieten eine große
Vielfalt an Musikgenres an, um den unterschiedlichen
Vorlieben der Spieler gerecht zu werden. Von
elektronischer Musik und Rock über Pop bis hin zu
speziellen Soundtracks – die Auswahl ist groß und
kann oft an die jeweilige Spielrunde angepasst
werden. Diese Vielfalt sorgt dafür, dass für jeden
Geschmack etwas dabei ist und jeder Spieler die
bestmögliche Erfahrung machen kann. Trotz der
vielen Vorteile kann die Musik in Lasertag-Arenen
auch Nachteile mit sich bringen. Die laute Musik und
die intensiven Soundeffekte können für einige Spieler
überwältigend oder sogar unangenehm sein.
Personen mit empfindlichem Gehör oder Neigung zu
Migräne könnten Schwierigkeiten haben, sich an die
laute Umgebung zu gewöhnen. Hier kann es hilfreich
sein, Ohrstöpsel zu verwenden oder sich vorher über
die Lautstärke in der jeweiligen Arena zu informieren.

Für das Herz – Ist Lasertag romantisch?

Lasertag mag auf den ersten Blick wie ein actiongeladenes und wettbewerbsorientiertes Spiel erscheinen, doch wer tiefer blickt, entdeckt die romantische Seite dieses aufregenden Erlebnisses. Die Kombination aus gemeinsamer Aktivität, Adrenalinkick und intensiven Momenten kann eine besondere Nähe zwischen zwei Menschen schaffen und unvergessliche Erinnerungen hinterlassen.

Stellen Sie sich vor, wie ein Paar gemeinsam durch die bunten, von Neonlichtern erleuchteten Gänge der Lasertag-Arena manövriert. Inmitten des Spiels, während sie sich strategisch positionieren und Deckung suchen, entsteht ein Gefühl von Zusammenhalt und Teamgeist. Sie arbeiten Hand in Hand, um ihre Gegner zu besiegen, und erleben dabei den Nervenkitzel, der ihre Herzen schneller schlagen lässt. Dieses gemeinsame Ziel schweißt sie zusammen und schafft eine intensive Verbindung.

Lasertag bietet eine wunderbare Möglichkeit, sich auf spielerische Weise besser kennenzulernen. Während des Spiels müssen Paare kommunizieren, sich aufeinander verlassen und ihre Stärken und Schwächen erkennen. Diese Zusammenarbeit fördert das Vertrauen und die Harmonie in der Beziehung. Es gibt kaum etwas Romantischeres, als zu wissen, dass man sich auf seinen Partner verlassen kann – sei es im Spiel oder im Alltag.

Nach einem spannenden Spiel können Paare die Zeit nutzen, um sich auszuruhen und ihre Erlebnisse zu teilen. Diese Momente des Zusammenseins, in denen sie über die aufregendsten Augenblicke des Spiels sprechen und gemeinsam lachen, vertiefen die emotionale Bindung. Die gemeinsame Freude und das Gefühl, etwas Besonderes miteinander erlebt zu haben, bleiben lange in Erinnerung und stärken die Beziehung.

Die Atmosphäre in einer Lasertag-Arena, mit ihren funkelnden Lichtern und der futuristischen Kulisse, kann ebenfalls eine romantische Stimmung erzeugen. Das besondere Lichtspiel und die aufregende Umgebung lassen den Alltag vergessen und ermöglichen es Paaren, in eine andere Welt einzutauchen. In dieser Welt können sie ihre Liebe auf eine spielerische und unbeschwerte Weise feiern.

Für viele Paare bietet Lasertag auch die Chance, Seite an Seite Abenteuer zu erleben und gemeinsam Herausforderungen zu meistern. Diese Erlebnisse sind wertvoll, denn sie zeigen, dass Liebe nicht nur in ruhigen, romantischen Momenten existiert, sondern auch in den aufregenden und spannenden Augenblicken, die das Leben zu bieten hat. Gemeinsam zu kämpfen, zu lachen und zu siegen schafft eine tiefe Verbindung, die weit über das Spiel hinausgeht.

Zusammengefasst ist Lasertag nicht nur ein aufregender und sportlicher Zeitvertreib, sondern auch eine wundervolle Gelegenheit, die romantische Seite einer Beziehung zu entdecken und zu stärken. Es bietet Paaren die Möglichkeit, gemeinsam Spaß zu haben, sich näherzukommen und unvergessliche Momente zu erleben. Lasertag ist eine einzigartige Mischung aus Adrenalin und Romantik, die jede Beziehung bereichern kann.

No-Gos – So bitte nicht!

Beim Lasertag gibt es Verhaltensweisen, die absolut keinen Raum haben und völlig unangemessen sind. An erster Stelle steht jede Form von Gewalt, sei sie physisch oder verbal. Lasertag ist ein Spiel, das auf Spaß und fairen Wettbewerb ausgelegt ist. Jegliche Form von Aggression gegenüber anderen Spielern oder dem Personal ist inakzeptabel und wird nicht toleriert. Gewalt zerstört nicht nur die Freude am Spiel, sondern kann auch ernsthafte Konsequenzen nach sich ziehen, wie Verletzungen und den Ausschluss aus der Arena.

Respektlosigkeit hat ebenfalls keinen Platz im Lasertag. Jeder Spieler verdient es, mit Respekt behandelt zu werden, unabhängig von seiner Erfahrung, seinen Fähigkeiten oder seinem Alter. Das bedeutet, dass alle fair und höflich miteinander umgehen und die Entscheidungen des Spielleiters respektieren. Respektlosigkeit gegenüber den Spielregeln oder den Anweisungen des Personals führt zu einem negativen Umfeld und kann den Spielspaß für alle Beteiligten mindern. Ein respektvoller Umgang miteinander schafft eine positive und angenehme Atmosphäre für alle.

Ein weiteres unangemessenes Verhalten ist das Schummeln. Fairness ist das Fundament eines jeden

Spiels, und beim Lasertag ist das nicht anders. Das absichtliche Missachten der Regeln, die Manipulation der Ausrüstung oder jede andere Form des Betrugs zerstören den Spielspaß für alle Beteiligten und untergraben den Sinn des fairen Wettbewerbs. Schummeln führt nicht nur zu Frustration bei anderen Spielern, sondern kann auch zu Sanktionen führen, wie dem Ausschluss aus dem Spiel oder der Arena.

Mobbing und Ausgrenzung haben ebenfalls keinen Platz im Lasertag. Jeder Spieler sollte sich willkommen und sicher fühlen. Es ist wichtig, ein unterstützendes Umfeld zu schaffen, in dem jeder Spieler die Möglichkeit hat, Spaß zu haben und sich zu verbessern. Mobbing und Ausgrenzung führen zu einer toxischen Spielumgebung und können das Selbstwertgefühl der betroffenen Spieler erheblich beeinträchtigen. Ein freundliches und unterstützendes Verhalten fördert den Teamgeist und die Freude am Spiel.

Unsportliches Verhalten, wie das absichtliche Blockieren von Respawn-Punkten (Spawn-Camping), ist ebenfalls völlig unangemessen. Solche Taktiken sind nicht nur unfair, sondern nehmen auch den Spaß und die Herausforderung aus dem Spiel. Unsportliches Verhalten kann das Spielerlebnis erheblich beeinträchtigen und führt zu Frustration bei den betroffenen Spielern. Faire und respektvolle

Spielweisen sorgen dafür, dass alle Teilnehmer ein positives Erlebnis haben.

Ein weiteres unangemessenes Verhalten ist der übermäßige Alkoholkonsum oder der Gebrauch von Drogen vor oder während des Spiels. Solche Substanzen können das Urteilsvermögen beeinträchtigen und zu gefährlichen Situationen führen. Eine klare Regelung zum Verbot von Alkohol und Drogen während des Spiels trägt zur Sicherheit aller Spieler bei.

Insgesamt sollten alle stets daran denken, dass Lasertag ein Spiel ist, das Freude, Teamarbeit und fairen Wettbewerb fördern soll. Durch respektvollen und fairen Umgang miteinander wird sichergestellt, dass jeder Spieler eine positive und unvergessliche Erfahrung hat. Eine Lasertag-Arena soll ein Ort des Spaßes, des Wachstums und der Kameradschaft bleiben.

Das sagen Lasertag-Spieler über ihren Sport

"Ich erinnere mich noch gut an mein erstes Mal Lasertag. Ich war total aufgeregt und hatte keine Ahnung, was mich erwartet. Doch als die Lichter angingen und das Spiel startete, fühlte ich sofort diesen Adrenalinkick. Es war ein unglaubliches Erlebnis!"- Matt

"Beim ersten Mal Lasertag war ich völlig überwältigt von den bunten Neonlichtern und den vielen Verstecken. Ich war total nervös, aber gleichzeitig super gespannt. Als ich meinen ersten Treffer landete, war ich total begeistert."- Larissa

"Mein erstes Mal Lasertag war mit ein paar Freunden. Wir wussten alle nicht so recht, was wir tun sollten, aber das machte den Spaß nur noch größer. Am Ende des Spiels waren wir alle durchgeschwitzt, aber glücklich und wollten sofort nochmal spielen."- Thomas

"Das erste Mal Lasertag war ein Geburtstagsgeschenk von meinen Freunden. Ich wusste nicht, was auf mich zukommt, aber es war die beste Überraschung überhaupt."- Alina

"Beim ersten Mal Lasertag habe ich mich wie in einem Actionfilm gefühlt. Die ganze Atmosphäre mit den

Lichtern und der Musik hat mich sofort in den Bann gezogen. Ich konnte es kaum erwarten, wieder zu spielen. "- Maximilian

"Das erste Mal Lasertag war total spannend. Ich erinnere mich, dass ich mich ständig versteckt und vorsichtig um jede Ecke geschaut habe. Es war ein unglaubliches Gefühl, Teil dieses Spiels zu sein und ich war sofort süchtig. "- Friedrich

"Mein erstes Mal Lasertag war während einer Klassenfahrt. Ich war so aufgeregt und hatte eine Menge Spaß, besonders weil wir als Team so gut zusammengearbeitet haben. Es war definitiv eines der Highlights der Fahrt. "- Lisa

"Ich erinnere mich an ein Spiel, bei dem wir ein unglaubliches Comeback hingelegt haben. Unser Team war kurz davor aufzugeben, aber wir haben zusammengehalten und schließlich gewonnen. Dieser Sieg hat uns so zusammengeschweißt, dass wir jetzt regelmäßig zusammen spielen. "- Laura-Ann

"Durch Lasertag habe ich meinen besten Freund kennengelernt. Wir wurden in einem Turnier zufällig ins gleiche Team eingeteilt und merkten schnell, dass wir hervorragend zusammenarbeiten. Seitdem sind wir unzertrennlich. "- Andi

"Ich erinnere mich an ein Spiel, bei dem ich anfangs sehr nervös war. Doch mein Team hat mich ermutigt und mir geholfen, mich zu verbessern. Am Ende des Tages waren wir nicht nur Sieger, sondern auch eine eingeschworene Gemeinschaft."- Susanne

"Ich habe so viele unvergessliche Momente beim Lasertag erlebt. Von unglaublichen Comebacks bis hin zu epischen Siegen – die besten Momente sind die, die ich mit meinen Freunden teilen konnte."- Justus

"Ich erinnere mich an ein Spiel, bei dem wir haushoch verloren haben. Trotzdem war es eine großartige Lektion in Sachen Teamarbeit und Durchhaltevermögen. Wir haben uns gegenseitig motiviert, nicht aufzugeben, und sind aus der Niederlage als bessere Spieler hervorgegangen."- Nick

"Ich habe meine Freunde damit gelockt, dass es eine großartige Möglichkeit ist, den Stress der Woche abzubauen und einfach mal abzuschalten. Der Adrenalinkick hat uns alle total begeistert."- Stephanie

Anekdoten – Was Sie vielleicht noch nicht über Lasertag wussten...

Lasertag hat im Laufe der Jahre viele interessante und unterhaltsame Geschichten hervorgebracht. Hier sind einige Anekdoten, die die Vielseitigkeit und den Spaß dieses Spiels unterstreichen.

Lasertag wurde in den frühen 1980er Jahren von George Carter III erfunden, der sich von der Eröffnungsszene des Films "Star Wars: Eine neue Hoffnung" inspirieren ließ. Carter wollte ein Spiel schaffen, das die spannenden Lasergefechte des Films nachahmt. Seine Erfindung führte zur Eröffnung der ersten Lasertag-Arena im Jahr 1984 in Dallas, Texas, und begründete eine weltweite Begeisterung für das Spiel. Eine weniger bekannte Anekdote handelt von der NASA, die Lasertag-Technologie in den 1980er Jahren testete, um die Reaktionszeiten und das Teamverhalten ihrer Astronauten zu verbessern. Die Fähigkeit, schnell und präzise zu reagieren, war für Astronauten besonders wichtig, und Lasertag bot eine unterhaltsame Möglichkeit, diese Fähigkeiten zu trainieren. Diese Tests halfen den Astronauten, ihre Kommunikationsfähigkeiten und Teamkoordination zu verbessern, was für ihre Missionen im All entscheidend war.

In verschiedenen Städten weltweit finden regelmäßig Lasertag-Charity-Events statt. Beispielsweise organisierte eine Schule in den USA ein großes Lasertag-Turnier, um Gelder für ein örtliches Kinderkrankenhaus zu sammeln. Die Schüler und ihre Familien nahmen begeistert teil und konnten eine beträchtliche Summe für den guten Zweck aufbringen. Solche Events zeigen, wie Lasertag nicht nur Spaß machen, sondern auch einen positiven sozialen Beitrag leisten kann. Ein weiteres Beispiel ist ein jährliches Lasertag-Event in Australien, bei dem Unternehmen und Einzelpersonen Teams bilden, um für verschiedene Wohltätigkeitsorganisationen zu spielen. Die Gewinnerteams erhalten Preise, aber der wahre Gewinn besteht in den gesammelten Spenden, die bedürftigen Gemeinschaften zugutekommen.

Einige Prominente sind ebenfalls bekannte Fans von Lasertag. Der Schauspieler Will Smith, bekannt für seine Rolle in "Men in Black", hat in Interviews erzählt, dass er ein großer Lasertag-Enthusiast ist und das Spiel oft mit seinen Kindern und Freunden spielt. Er nutzt es als eine Möglichkeit, Zeit mit seiner Familie zu verbringen und gleichzeitig in Form zu bleiben. Smith hat sogar einmal ein Lasertag-Turnier auf seinem Anwesen veranstaltet, zu dem er Freunde und Kollegen einlud. Dieses Event wurde ein großer Erfolg und sorgte für viel Gesprächsstoff in den Medien. Ebenso ist der britische Sänger Ed Sheeran ein bekennender Lasertag-Fan. Während seiner

Tourneen organisiert er oft Lasertag-Spiele mit seiner Crew, um die Stimmung zu heben und den Teamgeist zu stärken.

Lasertag wird auch oft für Teambuilding-Aktivitäten in Unternehmen genutzt. Eine große IT-Firma organisierte ein Lasertag-Turnier für ihre Mitarbeiter, um Teamgeist und Zusammenarbeit zu fördern. Die Mitarbeiter wurden in gemischte Teams eingeteilt, was die Kommunikation und Kooperation über Abteilungsgrenzen hinweg förderte. Das Event war ein großer Erfolg und trug zur Verbesserung des Arbeitsklimas bei. Viele Teilnehmer berichteten, dass sie ihre Kollegen besser kennengelernt und Vertrauen aufgebaut hätten, was sich positiv auf die tägliche Zusammenarbeit auswirkte. Einige Unternehmen gehen sogar so weit, regelmäßige Lasertag-Events in ihren jährlichen Kalender aufzunehmen, um kontinuierlich den Teamzusammenhalt zu stärken.

Auch Schulen und Universitäten haben das Potenzial von Lasertag erkannt. Eine Highschool in Kanada integrierte Lasertag in ihr Sportprogramm, um die Fitness der Schüler zu verbessern und gleichzeitig taktisches Denken und Teamarbeit zu fördern. Die Schüler waren begeistert von der neuen Aktivität, und die Teilnahme an Sportstunden stieg signifikant an. Lehrer berichteten, dass Schüler, die vorher wenig Interesse am Sportunterricht zeigten, nun motiviert und engagiert teilnahmen. Darüber hinaus nutzte eine

Universität in den USA Lasertag als Teil eines Orientierungskurses für neue Studenten. Ziel war es, den Neulingen zu helfen, Freundschaften zu schließen und sich schneller in die Universitätsgemeinschaft zu integrieren. Die Veranstaltung war ein großer Erfolg, und viele Studenten erinnerten sich Jahre später noch gerne daran.

Ein weiteres bemerkenswertes Beispiel ist ein Lasertag-Wettbewerb, der in einem Freizeitpark in Japan stattfand. Der Park veranstaltete ein internationales Turnier, bei dem Teams aus verschiedenen Ländern gegeneinander antraten. Die Teilnehmer kamen aus unterschiedlichen Kulturen und Hintergründen, und trotz der sprachlichen Barrieren gelang es ihnen, zusammenzuarbeiten und Strategien zu entwickeln. Dieses Event zeigte, wie Lasertag Menschen aus der ganzen Welt zusammenbringen und kulturelle Unterschiede überbrücken kann.

Bonbon – Älteste überlieferte Feuerrede eines Lasertag-Trainers

Liebe Recken und Maiden,

als euer getreuer Lehrmeister will ich heute zu euch reden über einige Tugenden, die nicht allein unser Spiel des Lasertags verbessern, sondern auch euer Selbstvertrauen, eure Widerstandskraft, eure innere Stärke, euren Mut, eure Schnelligkeit, eure Treffsicherheit und eure Liebe zum Spiel mehren mögen.

Lasset uns beginnen mit dem **Selbstvertrauen**. *Im Spiele des Lasertags ist es unerlässlich, dass ihr an eure eigenen Fähigkeiten glaubt. Wisset, dass ihr imstande seid, rasch und klug zu handeln. Jeder von euch trägt einzigartige Stärken in sich, die unser Team zum Siege führen können. Ein praktischer Rat: Vor jedem Spiel, nehmet euch einen Moment der Einkehr, atmet tief und gedenket eurer bisherigen Erfolge. Diese positive Gesinnung wird euch helfen, mutig ins Spiel zu schreiten und entschlossen zu handeln.*

Widerstandskraft *ist ebenso wichtig. Sowohl im Spiele als auch im Leben werdet ihr auf Hindernisse stoßen. Lasertag lehrt uns, wie wir mit Rückschlägen umgehen und daraus lernen können. Wenn ihr getroffen werdet oder ein Spiel verliert, so betrachtet* es als Gelegenheit zu lernen und zu wachsen. Ein praktischer Rat: Nach jedem Spiel setzt euch zusammen und besprecht, was wohl und was schlecht lief. Diese Reflexion wird euch helfen, widerstandsfähiger zu werden und stetig besser zu spielen.

Die **innere Stärke** zeigt sich darin, wie ihr mit Druck und Herausforderungen umgeht. Lasertag erfordert Konzentration und Ausdauer. Bereitet euch mental und körperlich auf die Herausforderungen vor, die das Spiel mit sich bringt. Ein praktischer Rat: Übt mentale Techniken wie das Visualisieren und Atemübungen, um ruhig und fokussiert zu bleiben, auch wenn es hektisch zugeht.

Mut ist eine Tugend, die euch befähigt, neue Strategien zu erproben und Risiken einzugehen. Mut bedeutet, trotz Furcht zu handeln und über eure Grenzen hinauszuwachsen. Traut euch, auch einmal ungewöhnliche Wege zu beschreiten und kreative Lösungen zu finden. Ein praktischer Rat: Stellt euch regelmäßig neuen Herausforderungen, indem ihr neue Taktiken ausprobiert, auch wenn sie riskant erscheinen. Diese Erfahrungen werden euch lehren, mutig zu sein und kontinuierlich zu wachsen.

Schnelligkeit ist im Lasertag von größter Bedeutung. Eure Fähigkeit, schnell zu reagieren und euch rasch über das Spielfeld zu bewegen, kann den Unterschied zwischen Sieg und Niederlage ausmachen. Trainiert eure Reflexe und eure Laufgeschwindigkeit. Ein praktischer Rat: Baut in euer Training Sprints und Reaktionsübungen ein, um eure Schnelligkeit zu verbessern. Schnelle Entscheidungen und Bewegungen geben euch einen Vorteil gegenüber euren Gegnern.

Treffsicherheit ist das Herzstück unseres Spiels. Eure Fähigkeit, präzise zu zielen und zu treffen, entscheidet über euren Erfolg. Arbeitet kontinuierlich daran, eure Schussgenauigkeit zu verbessern. Ein praktischer Rat: Übt regelmäßig das Zielen und Schießen unter verschiedenen Bedingungen und aus unterschiedlichen Positionen. Setzt euch Ziele und versucht, eure Trefferquote stetig zu steigern.

Und zuletzt, die **Liebe zum Spiel**. Lasertag ist mehr als nur ein Spiel – es ist eine Leidenschaft, die uns eint und antreibt. Genießt jede Sekunde auf dem Spielfeld, feiert eure Erfolge und lernt aus euren Niederlagen. Diese Leidenschaft wird uns als Team stärken und motivieren, stets unser Bestes zu geben. Ein praktischer Rat: Schafft Rituale, die eure Liebe zum Spiel und den Teamgeist fördern. Das können gemeinsame Aufwärmübungen, Gespräche vor und nach dem Spiel oder Aktivitäten außerhalb des Spielfelds sein.

Diese Tugenden – Selbstvertrauen, Widerstandskraft, innere Stärke, Mut, Schnelligkeit, Treffsicherheit und Liebe zum Spiel – sind der Schlüssel zu unserem Erfolg. Sie machen uns nicht nur zu besseren Spielern, sondern auch zu stärkeren, widerstandsfähigeren Menschen. Ich bin stolz auf jeden von euch und freue mich, gemeinsam mit euch zu wachsen und Großes zu erreichen.

Mit ehrenvollen Grüßen,
Meister Hartmut von Eisenwald

Fachbegriffe - Ein paar Ausdrücke, die Sie irgendwann kennen sollten...

Beim Lasertag gibt es zahlreiche Fachbegriffe, die das Verständnis und die Kommunikation während des Spiels erleichtern. Die **Arena** ist das Spielfeld, das oft mit Hindernissen und Verstecken ausgestattet ist, um spannende Spielsituationen zu schaffen. Spieler benutzen einen **Blaster** oder **Phaser** zum Abgeben von **Schüssen**. Jeder Treffer wird als **Tag** oder **Hit** bezeichnet und auf den Sensoren registriert, die die Spieler an ihrer Ausrüstung tragen.

Ein **Respawn** bezeichnet den Punkt, an dem ein Spieler nach dem **Ausschalten** wieder ins Spiel eintritt. Die **Base** ist der Bereich, den ein Team verteidigen oder angreifen muss, oft das Ziel in bestimmten Spielmodi wie **Capture the Flag**, wo Teams versuchen, die gegnerische Flagge zu erobern und zur eigenen Basis zurückzubringen. Im Spielmodus **Free-For-All** (FFA) spielt jeder Spieler für sich selbst, ohne Teams. **Team Deathmatch** ist ein Modus, bei dem zwei Teams gegeneinander antreten, und das Team mit den meisten Punkten gewinnt.

Temporäre Verstärkungen, bekannt als **Power-Ups**, können gesammelt werden, um Fähigkeiten wie schnellere Bewegung oder stärkere Schüsse zu erhalten. Die **Recharge Station** ist ein Punkt auf dem

Spielfeld, an dem Spieler ihre Energie oder Munition aufladen können. Der **Game Master** überwacht das Spiel und stellt sicher, dass die Regeln eingehalten werden.

Weitere wichtige Begriffe umfassen **Objective-Based Games**, bei denen Spieler bestimmte Aufgaben erfüllen müssen, und **Elimination Games**, bei denen das Ziel darin besteht, alle Mitglieder des gegnerischen Teams auszuschalten. **Spawn Point** ist der Ort, an dem Spieler das Spiel beginnen oder nach einem Respawn wieder ins Spiel kommen. Ein **Round** bezeichnet eine einzelne Spielperiode, während der **Match** das gesamte Spiel, bestehend aus mehreren Runden, beschreibt.

Accuracy misst, wie genau ein Spieler seine Ziele trifft, und **Killstreak** bezeichnet die Anzahl der ununterbrochenen Treffer, die ein Spieler erzielt, ohne selbst getroffen zu werden. **Hit Ratio** ist das Verhältnis zwischen abgegebenen und tatsächlich getroffenen Schüssen. Der **HUD** (Head-Up Display) zeigt dem Spieler Informationen wie verbleibende Munition und erzielte Punkte an.

Ein **Spawn Campen** ist eine Taktik, bei der ein Spieler oder Team den Spawn Point des Gegners blockiert, um diese sofort nach dem Respawn wieder auszuschalten. **Friendly Fire** bedeutet, dass ein Spieler versehentlich einen Teamkollegen trifft. Ein

Flag Carrier ist der Spieler, der die Flagge im Spielmodus Capture the Flag trägt. **Base Defense** bezieht sich auf die Verteidigungsstrategien eines Teams, um die eigene Basis zu schützen.

Ein **Scoreboard** zeigt die aktuellen Punkte der Spieler und Teams an, während der **MVP** (Most Valuable Player) der Spieler ist, der die beste Leistung im Spiel erbracht hat. **Stealth Mode** ermöglicht es einem Spieler, sich für kurze Zeit unsichtbar zu machen oder schwerer zu erkennen zu sein. **Laser Tag Gear** umfasst die gesamte Ausrüstung, die ein Spieler trägt, einschließlich der Weste, des Blasters und der Sensoren.

Diese Begriffe helfen, die Dynamik und Strategien des Lasertag-Spiels besser zu verstehen und zu kommunizieren. Sie müssen diese aber nicht auswendig lernen! Das ergibt sich alles irgendwann ganz entspannt von alleine.

Über den Autor

Mike K. Miller ist ein erfahrener Lasertag-Spieler und Coach, der sich in der Lasertag-Community einen Namen gemacht hat. Seit vielen Jahren ist er leidenschaftlich in diesem Sport aktiv und hat sich durch seine Fähigkeiten und sein Engagement einen festen Platz in der Szene erarbeitet.

Mikes Interesse an Lasertag begann in seiner Jugend, als er das Spiel zum ersten Mal ausprobierte und sofort von der Kombination aus Strategie, Teamarbeit und Nervenkitzel begeistert war. Seine Leidenschaft führte ihn dazu, intensiv zu trainieren und an zahlreichen Turnieren teilzunehmen. Im Laufe der Jahre hat Mike mehrere Wettkämpfe bestritten und dabei wertvolle Erfahrungen gesammelt, die seine Spielweise und sein taktisches Verständnis geprägt haben.

Neben seiner aktiven Teilnahme an Spielen und Turnieren hat Mike auch eine bemerkenswerte Karriere als Lasertag-Coach aufgebaut. Er arbeitet mit Spielern unterschiedlichen Alters und Erfahrungsniveaus zusammen und unterstützt sie dabei, ihre Fähigkeiten zu verbessern und ihre strategischen Ansätze zu verfeinern. Seine Fähigkeit, komplexe Konzepte auf verständliche Weise zu vermitteln, macht ihn zu einem geschätzten und effektiven Coach.

Mikes Coaching-Philosophie basiert darauf, dass jeder Spieler individuelle Stärken und Schwächen hat. Er erstellt maßgeschneiderte Trainingspläne, die den spezifischen Bedürfnissen und Zielen seiner Schüler gerecht werden. Durch seine motivierende und unterstützende Art schafft er ein Umfeld, in dem sich die Spieler entfalten und ihr volles Potenzial ausschöpfen können.

Darüber hinaus ist Mike aktiv in der Lasertag-Community engagiert. Er organisiert Workshops, Trainingslager und Turniere, um das Bewusstsein für den Sport zu fördern und neue Spieler zu inspirieren. Seine Veranstaltungen sind gut besucht und tragen dazu bei, die Gemeinschaft zu stärken und den Sport weiterzuentwickeln.

Mike K. Miller ist ein engagierter und erfahrener Lasertag-Spieler und Coach, der seine Leidenschaft für den Sport in jede seiner Aktivitäten einbringt. Seine Expertise, sein Engagement und seine Fähigkeit, andere zu inspirieren, haben ihn zu einem wichtigen Mitglied der Lasertag-Community gemacht. Mit seiner Unterstützung haben viele Spieler ihre Fähigkeiten verbessert und die Freude am Lasertag entdeckt.